FRAME

COLOUR

POLISHING

树脂美学修复

——口腔临床实战教程

杨启强 著

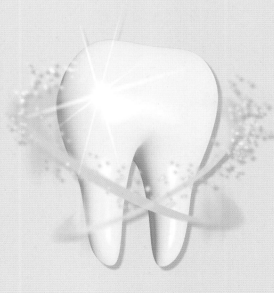

广西科学技术出版社

图书在版编目（CIP）数据

树脂美学修复：口腔临床实战教程 / 杨启强著 .—
南宁：广西科学技术出版社，2023.9（2024.4 重印）
  ISBN 978-7-5551-1895-4

  Ⅰ.①树… Ⅱ.①杨… Ⅲ.①牙–树脂基复合材料–
修复术 Ⅳ.① R783

  中国国家版本馆 CIP 数据核字（2023）第 037387 号

SHUZHI MEIXUE XIUFU
—— KOUQIANG LINCHUANG SHIZHAN JIAOCHENG

树脂美学修复——口腔临床实战教程

杨启强　著

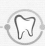

责任编辑：邓　霞		责任校对：夏晓雯	
美术编辑：梁　良		责任印制：韦文印　陆　弟	

出 版 人：梁　志	出版发行：广西科学技术出版社	
社　　址：广西南宁市东葛路 66 号	邮政编码：530023	
网　　址：http://www.gxkjs.com	编 辑 部：0771-5864716	
印　　刷：广西壮族自治区地质印刷厂		

开　　本：889 mm×1194 mm　1/16		
字　　数：375 千字	印　　张：15.25	
版　　次：2023 年 9 月第 1 版	印　　次：2024 年 4 月第 2 次印刷	
书　　号：ISBN 978-7-5551-1895-4		
定　　价：399.00 元		

作者简介

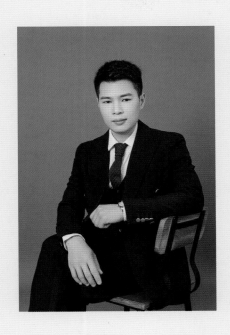

杨启强

　　执业医师，框架 – 颜色 – 抛光树脂修复技术（FCP 树脂修复技术）提出者，德医口腔培训创始人，广西口腔技能考试培训讲师。专攻前后牙树脂美学修复。截至 2022 年底，德医口腔培训线上强强联合微信培训课程累计参培人数 3 万余人；在广西、广东、湖北、湖南、河南、河北、吉林、海南等地开展的线下培训课程累计参培人数近万人，线上、线下课程均广受好评。

前 言

　　树脂美学修复是近年来口腔美学修复领域兴起的一种治疗方法，是集微创与美学优势于一体的治疗方法。树脂美学修复既可微创修复牙齿，降低对牙齿结构的损伤，又可兼顾美观效果，是很多患者乐意接受的美学修复方法之一，也是广大口腔医师十分愿意学习和应用的修复方法之一。

　　本书是作者 10 年树脂美学修复临床工作和 6 年培训工作的经验与成果总结，全面介绍了前后牙树脂美学修复的流程与方法，总结分享了前后牙树脂美学修复的临床实战经验，并配以大量完整的临床病例讲解说明。全书主要分为前牙树脂修复篇和后牙树脂修复篇两大部分，共 8 章。前牙树脂修复篇包括前牙树脂修复流程、框架建立、充填配色、打磨抛光；后牙树脂修复篇包括后牙树脂修复流程、Ⅰ类洞树脂修复、Ⅱ类洞树脂修复、Ⅴ类洞树脂修复。

　　本书临床实战案例丰富、讲解详细、操作性强、可复制性强，具有较高的参考价值和指导意义，可直接作为口腔医师临床应用相关培训用书或口腔医师临床应用学习参考资料。

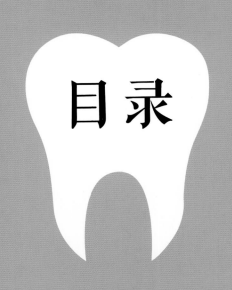

目录

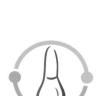

前
牙
树
脂
修
复
篇

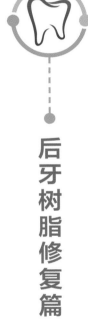

后牙树脂修复篇

附录

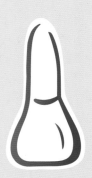

前牙树脂修复篇

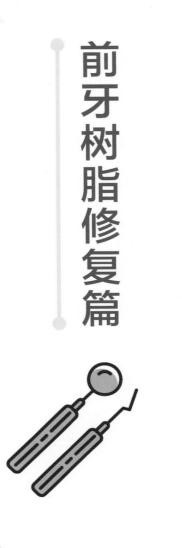

1 前牙树脂修复流程

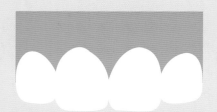

本章将会介绍前牙树脂修复流程，并重点分享如何进行术前评估和术后敏感控制。

1.1　修复流程

树脂美学修复是近年来口腔美学修复领域兴起的一种治疗方法，是集微创与美学优势于一体的治疗方法。笔者根据临床经验总结出以下前牙树脂修复的流程：

①收集病例资料，并拍摄术前照。

②检查并进行术前评估。

③确定树脂修复方案。

④局麻。

⑤上障。

⑥去腐。

⑦备洞，拍摄术中照。

⑧酸蚀。

⑨冲洗。

⑩干燥窝洞（活髓牙注意保持本质层微湿润）。

⑪涂布 2 ~ 3 次粘接剂。

⑫流体树脂衬洞牙本质层 0.5 mm。

⑬利用普通树脂 / 牙釉质树脂制作树脂背板。

⑭利用普通树脂 / 牙釉质树脂制作邻面壁，树脂框架搭建完毕。

⑮普通单色充填或美学树脂个性化配色充填。

⑯打磨外形。

⑰拆除橡皮障。

⑱调𬌗。

⑲即刻抛光或术后 1 周抛光，拍摄术后照。

⑳医嘱：术后半年复诊检查修复体及每年定期抛光。

1.2　术前评估

术前评估指术者在收集病例资料，拍摄术前照的基础上，于术前为患者进行患牙检查，然后评估其患牙是否适合进行树脂修复，并重点对其患牙形态和患牙颜色进行评估，思考如何恢复患牙的形态与颜色（这一环节可称为"形与色的短暂思考"），以便为树脂修复方案的确定做好准备。

①术前形态评估：从形态恢复的角度思考，评估并记录患牙术前形态有何问题，预测术中可能遇到的问题、术后可能出现的问题，并做好解决预案。

②术前颜色评估：从颜色恢复的角度思考，观察并记录患牙术前饱和度、明度、有无白斑、有无黄斑、有无个性化特征等情况，做好术中应如何配色、如何防止脱水等预案。

从以上两个角度思考后，可得出一个简单的方案，方案内容包括修复顺序、修复策略及注意事项等。

术前评估不会花费术者太多的时间，但可避免术中与术后很多问题的发生。下面通过一个简单的病例（图 1.2.1 至 1.2.2）进行说明。

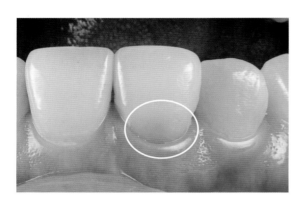

图 1.2.1

唇面术前照。

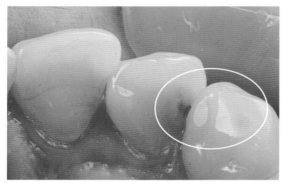

图 1.2.2

腭侧术前照。

通过观察该案例患者的唇面术前照和腭侧术前照可以发现，患者患牙 11[①] 唇侧颈部龋坏，为 V 类洞；患牙 12 远中腭侧龋坏，唇侧未见明显暗影。

患牙 11 术前评估：从形态恢复的角度，患牙 11 修复比较容易，完成速度快；从颜色恢复的角度，龋坏位于颈部，考虑术中会使用牙本质树脂或饱和度高的树脂，无白斑，无个性化特征，仅需考虑术中如何防止牙齿脱水问题。

患牙 12 术前评估：从形态恢复的角度，患牙 12 远中腭侧邻面龋坏，因未见唇侧明显暗影，可优先从腭侧入路去腐、备洞，但操作时间长，修复难度大，且去腐完成后有可能会涉及唇侧；从颜色恢复的角度，若去腐后不涉及唇侧，配色难度可降低。

---

① 参见附录"牙位记录方法"。

假设先修复患牙 12 再修复患牙 11，因修复患牙 12 所需时间较久，修复完患牙 12 后再修复患牙 11 时，患牙 11 已脱水，患牙 11 无法实现个性化配色。假设先修复患牙 11 再修复患牙 12，患牙 11 的树脂修复过程从去腐到恢复外形都较容易，所需时间较短，而且患牙 11 涉及唇侧需要配色，在患牙未脱水前配色成功率高。在修复患牙 11 时，可用湿棉花覆盖在患牙 12 唇侧保湿，即使患牙 12 后期涉及唇侧配色，依然有机会进行个性化配色。另外，先完成一颗患牙的修复，整体难度降低，术者心理负担减少，情绪好，病例患牙的修复效果更好。

综合以上考虑，笔者会先修复患牙 11，再修复患牙 12。

在后文临床病例讲解中，笔者也会继续分享自己如何进行术前形态评估和术前颜色评估，以便读者更好地理解和思考这一步骤。修复流程中增加上述"形与色的短暂思考"（即术前评估）这一环节，可以帮助术者减少很多不必要的麻烦。

1.3 术后敏感控制

对患牙进行术前评估，并确定树脂修复方案后，便进入到局麻、上障、去腐等环节。从局麻到树脂充填结束和抛光的每个步骤都可能导致术后敏感的出现。笔者控制术后敏感的操作步骤如下：

①局麻、上障、去腐、备洞、酸蚀、冲洗、干燥（注意牙本质层湿粘接，后文会提到如何进行湿粘接）。

②选择 5、6、8 代粘接剂，第一次涂 15 秒或以上，等待 15 秒或以上，将粘接剂吹至干薄且无波纹，不用光固化。

③第二次取新的粘接剂棒并重新滴粘接剂，涂 15 秒或以上，等待 15 秒或以上，将粘接剂吹至干薄且无波纹，不用光固化。

④不管是否为局麻状态下，都应按常规朝窝洞吹一下气，询问患者患牙有无酸痛感，患牙无酸痛感则进行光固化；若有酸痛感则涂布粘接剂至第 3 次。涂布粘接剂 3 次后患牙仍有酸痛感，则冲洗窝洞换另一个品牌的粘接剂重新按以上步骤操作。

⑤涂布好粘接剂后，需光固化 20 秒。因光固化灯光照时产热，所以光固化 20 秒需分成 4 次，每次光照 5 秒，避免光固化时产热刺激患牙。

⑥用流体树脂铺在牙本质层衬洞 0.5 mm，光固化 20 秒。

以上操作的细节须每步严控，以减少术后敏感的概率。如此，流体树脂铺衬洞后，可进行下一步，建立树脂框架。

上文推荐使用 5、6、8 代的粘接剂，也许有读者不明白如何对应进行酸蚀，在此做一下说明：使用 5 代的粘接剂前，牙釉质需要酸蚀 25 ～ 30 秒，牙本质层需要酸蚀时间小于 15 秒；对于 6、8 代粘接剂，建议术者选择性酸蚀牙釉质 15 秒，牙本质层可不酸蚀。

完成酸蚀后，笔者常用水流冲洗 1 分钟，再进行窝洞干燥。其实此处的"干燥"并不是真正的干燥，这涉及如何进行牙本质层湿粘接。

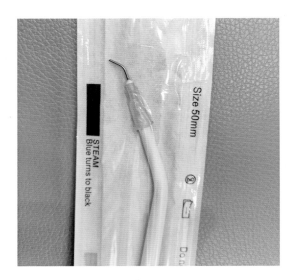

图 1.3.1

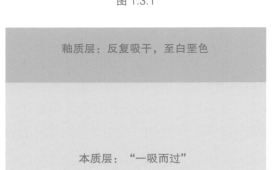

图 1.3.2

进行本质层湿粘接，术者需先准备一个酸蚀剂注射头，其直径最好是 1 mm，安装在强吸管上。

在完成患牙上的酸蚀剂冲洗后，不再使用气枪吹干窝洞，而是使用改装好的强吸管先吸干釉质层至白垩色，本质层则"一吸而过"（即同一位置不吸第二下）。下一步是即刻涂布粘接剂到本质层，而后是釉质层。

通过以上操作，树脂修复术后敏感问题出现的概率会比较小。

2 框架建立

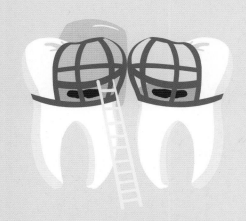

以外形为导向的建设

什么是前牙树脂框架?

前牙树脂框架其实是指树脂填充前,针对缺损的前牙先建立树脂背板,再建立树脂邻面壁,以形成一个具备牙齿轮廓的框架。

笔者先建立树脂框架再充填修复的这一灵感来源于建筑的设计与建造:先建立框架,再砌墙成形,这样可以建造得又好又快。这个方法应用于前后牙树脂修复,可解决术中患牙外形不易控制、充填速度慢等问题。

本章将详细讲解前牙框架建立的方法、多颗前牙连续龋坏修复策略、树脂缝隙关闭、前牙错位牙的树脂修复、前牙邻面浅龋的树脂修复等相关内容。

2.1 前牙框架建立——蜡片法

前牙框架建立的常见方法有蜡片法、硅橡胶导板法、双豆瓣法。本节先对蜡片法进行介绍。

蜡片法是通过普通的红蜡片辅助建立树脂背板，用豆瓣建立树脂邻面壁，形成树脂框架后再进行树脂充填的方法。

以下将通过模型操作演示介绍蜡片法的具体操作步骤、注意事项，并分享 2 个临床病例。

2.1.1 蜡片法模型操作演示

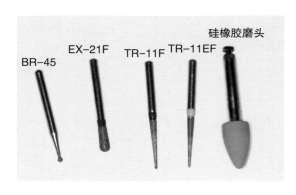

图 2.1.1

图 2.1.1 展示的是本次模型演示使用到的车针等器材，也是笔者进行树脂修复时常用的工具。

BR-45 用于去腐；EX-21F 用于抛光步骤的前牙腭侧形态打磨；TR-11F 用于患牙唇侧短斜面的制备和抛光步骤的形态打磨；TR-11EF 用于抛光；硅橡胶磨头也用于抛光。

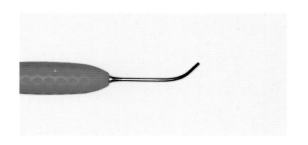

图 2.1.2

图 2.1.2 为美学充填器中的杆状充填器，用于充填挤压树脂或塑形蜡片。

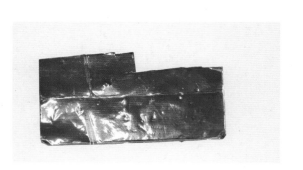

图 2.1.3

图 2.1.3 为普通红蜡片表层贴上透明胶布，用于口内制作树脂背板。

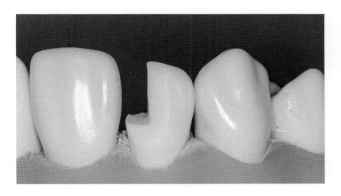

图 2.1.4

患牙 12 术前照。如图 2.1.4 制备 Ⅳ类洞进行操作练习，包括酸蚀，冲洗，干燥，涂布粘接剂，吹干，光固化，流体树脂衬洞牙本质层，再次光固化。

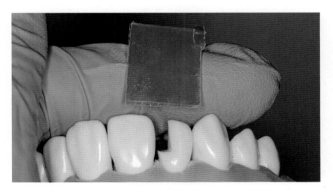

图 2.1.5

用剪刀裁剪出一块贴有胶布的蜡片，蜡片要比患牙大。

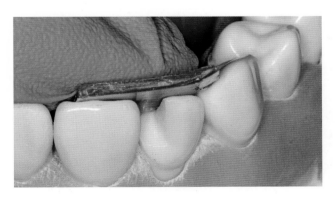

图 2.1.6

左手食指按压蜡片紧贴于患牙腭侧。若蜡片未紧贴患牙，可用杆状充填器在腭侧压至贴合。

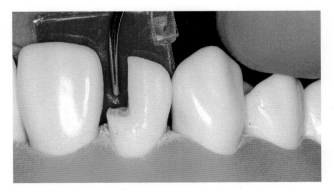

图 2.1.7

若蜡片向唇侧形变，可使用杆状充填器将蜡片压向腭侧。同时也可用杆状充填器塑形蜡片形成腭侧边缘嵴形态。

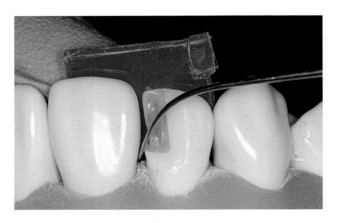

图 2.1.8

开始堆塑树脂，制作树脂背板，并光固化。堆塑树脂背板注意形成相应的牙齿轮廓，且注意不接触邻牙。使用尖锐的器械沿着患牙邻面洞缘刮除多余的树脂，避免形成树脂悬突。

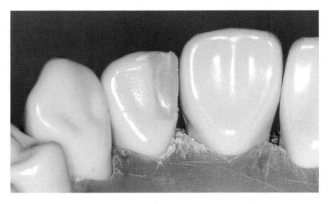

图 2.1.9

树脂背板光固化完成后，拿走蜡片。效果如图 2.1.9 所示。

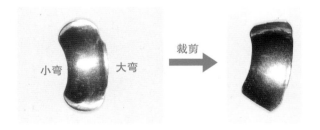

图 2.1.10

如图 2.1.10 所示，选择稍大的豆瓣，适量裁剪豆瓣两端，避免竖直放置豆瓣于邻面时致牙龈出血。

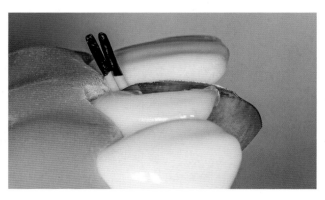

图 2.1.11

用豆瓣成型片做树脂邻面壁，推荐 0620# 牙胶尖充当楔子。豆瓣竖直置于邻面，大弯位于唇侧，小弯位于腭侧。

注意豆瓣大弯边缘须低于患牙唇面，高于接触点。

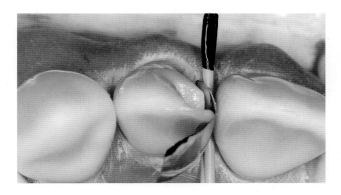

邻面放置豆瓣后，从患牙 12 切端观察照。

图 2.1.12

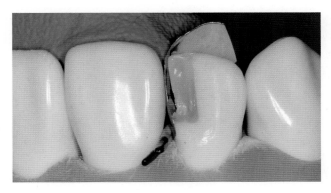

左手食指于腭侧压豆瓣贴向患牙。

图 2.1.13

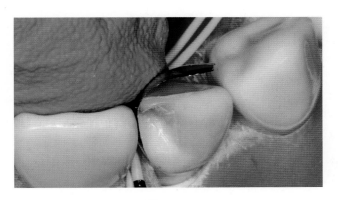

左手食指于腭侧压豆瓣。

图 2.1.14

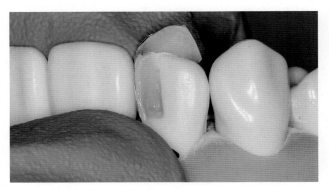

左手拇指于唇侧压牙胶尖贴紧患牙，避免形成唇侧悬突。

图 2.1.15

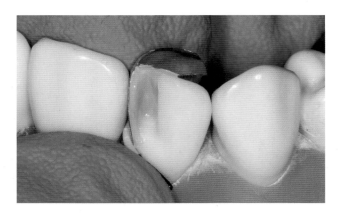

图 2.1.16

唇侧压牙胶尖贴紧患牙的另一个角度特写照片。

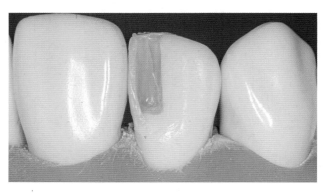

图 2.1.17

树脂充填邻面壁，完成树脂框架的建立。图 2.1.17 为患牙 12 树脂框架完成即刻照。

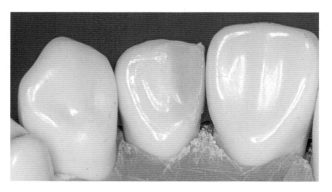

图 2.1.18

患牙 12 树脂框架腭侧即刻照。

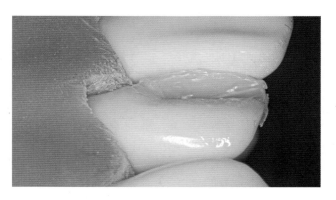

图 2.1.19

患牙 12 树脂框架侧面照。

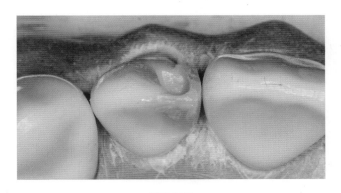

图 2.1.20

患牙 12 树脂框架切端照。

由图 2.1.20 可见，制作完成后的患牙 12 树脂框架与邻牙圆弧接触，有唇舌侧楔状隙。

建立树脂框架的注意事项：

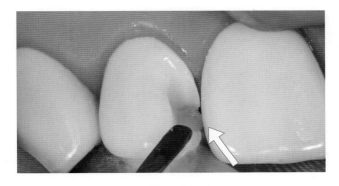

图 2.1.21

做树脂背板时，树脂不能接触到邻牙。

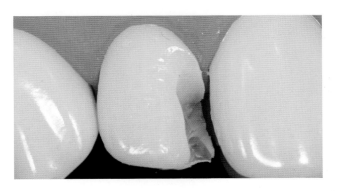

图 2.1.22

树脂背板与邻牙间应保留 0.2 mm 的空间，即美学充填器的厚度。若树脂背板距离邻牙过宽，则会导致术后腭外展隙过宽，有食物嵌塞的可能性。

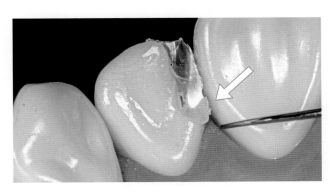

图 2.1.23

蜡片未紧贴患牙，腭侧便会形成悬突。腭侧树脂背板若有悬突未磨除，放置的豆瓣与牙体有间隙，充填就会导致邻面悬突。

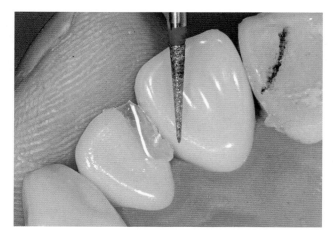

图 2.1.24

当发现腭侧已形成背板悬突时，需用 TR-11F 的尖端进行打磨。口内慢速无水打磨树脂背板悬突。

树脂背板悬突磨除后，若有唾液污染术区，则需酸蚀 5 秒以便清洁术区，接着冲洗，吹干，涂布粘接剂，光固化，再行下一步的树脂修复操作；若无唾液污染，直接冲洗，吹干，涂布粘接剂，光固化后即可进行下一步的操作。

2.1.2 蜡片法病例讲解 1

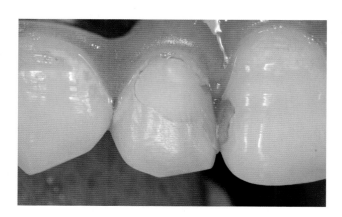

图 2.1.25

患牙 11、12 术前照。可见患牙 11 远中龋坏，患牙 12 近中邻面及唇侧颈部龋坏。

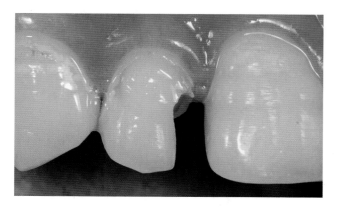

图 2.1.26

本病例先进行患牙 11 远中树脂修复，再进行患牙 12 树脂修复。对患牙 12 依次进行去腐，备洞，备唇侧短斜面，酸蚀，冲洗，干燥窝洞，涂布粘接剂，光固化，流体树脂衬洞牙本质层 0.5 mm。

完成以上步骤后，将普通红蜡片贴上透明胶布，裁剪出一块略大于患牙的蜡片，无须烤软，直接用左手食指按压蜡片贴紧于患牙腭侧，进行树脂背板的堆塑。

铺树脂背板时应注意形成牙齿的轮廓，近中接触区酌情设计于中 1/3 至切 1/3 处，接触区距离牙龈乳头应小于 3 mm，以预防"黑三角"的出现。

修复后的形态问题多数是由于做树脂背板时有轮廓的错误。

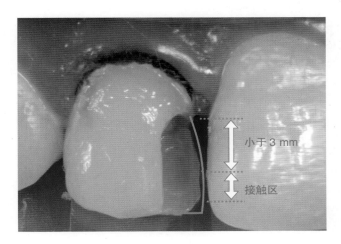

图 2.1.27

制作好树脂背板后，用豆瓣制作邻面壁。树脂背板和邻面壁都可用普通树脂制作，若做美学充填，可选用牙釉质树脂。选用牙釉质树脂做的背板和邻面壁，厚度应当薄一些（厚度一般为 0.5 mm 即可）。若过厚，会导致修复体发灰。

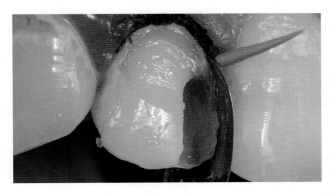

图 2.1.28

树脂邻面壁高度须低于患牙唇面，过高会导致抛光时暴露表层树脂与邻面壁间的衔接线；邻面壁最好高于与邻牙的接触点，过低会导致充填时树脂易充填至邻面形成悬突。

图 2.1.29 中豆瓣是改良前的做法，改良后为豆瓣大弯在唇侧，豆瓣的大弯边缘应往腭侧压至平齐图 2.1.29 虚线处，即低于患牙唇面、高于接触点。

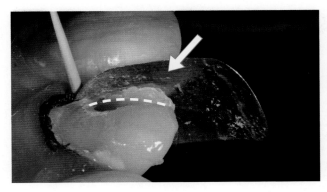

图 2.1.29

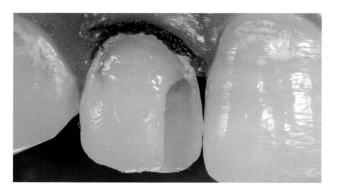

图 2.1.30

充填完成邻面壁。

一个Ⅳ类洞，通过先修复树脂背板，再做邻面壁，形成一个具备牙齿形态的树脂框架，树脂充填就变得相对简单，外形可控。

注意：框架的形态是通过树脂背板来控制的。

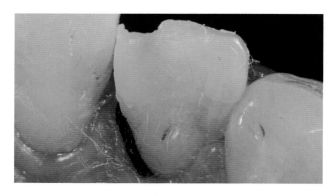

图 2.1.31

患牙 12 腭侧照。

做树脂背板时，注意轮廓的衔接，防止腭侧出现树脂悬突。

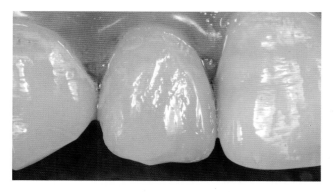

图 2.1.32

患牙 12 充填完成后即刻照。

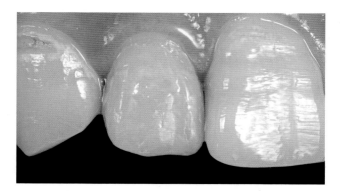

图 2.1.33

患牙 11、12 术后 1 周复诊照。

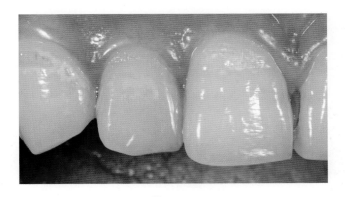

图 2.1.34

患牙 11、12 术后 2 年复诊照。

遗憾的是因笔者工作变动，该患者后续的病例追踪无法继续进行。

2.1.3 蜡片法病例讲解 2

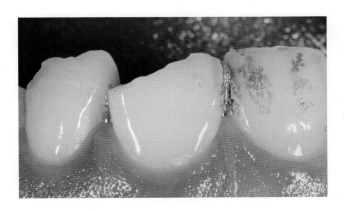

图 2.1.35

患牙 21 术前照。可见患牙 21 远中切角缺损。

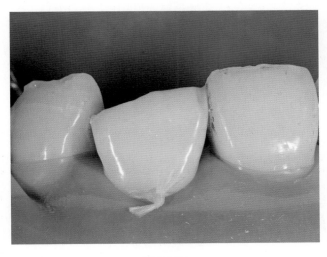

图 2.1.36

术前应当做好形态评估和颜色评估。

形态评估：若患牙 21 的近中切角不修复，则术后患者不满意；若修复，术者应考虑修复空间小、树脂厚度不足、强度低、后期易崩等问题。

颜色评估：需注意边缘嵴半透明，修复时应注意使用半透明类树脂进行颜色衔接。

形态和颜色，任何一方面的操作衔接不当，皆会导致修复的失败。

上障后，患牙 21 近中切角磨除 1.5 mm，唇面制备 1.5 mm 的短斜面，以便成功配色。

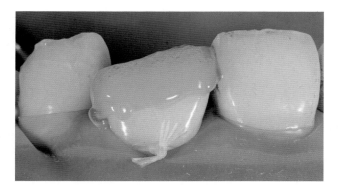

图 2.1.37

因该病例修复时选用的是 8 代自酸蚀粘接剂，故此步骤选择性酸蚀牙釉质 15 秒。酸蚀时应注意使用薄膜或成型片保护邻牙。

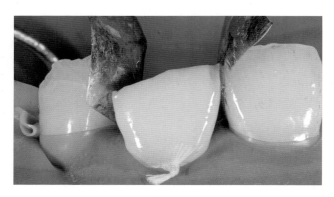

图 2.1.38

酸蚀后依次进行冲洗，干燥，涂布粘接剂。涂布粘接剂 2～3 次后吹干，光固化，流体树脂衬洞牙本质层，光固化。

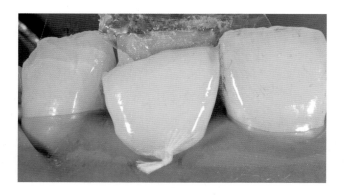

图 2.1.39

使用蜡片法直接做树脂背板。堆塑时，注意形成相应的牙齿形态。

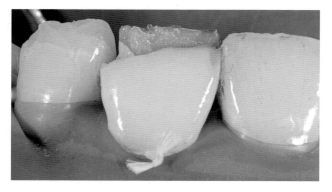

图 2.1.40

光固化后，树脂背板便粘接在患牙上。

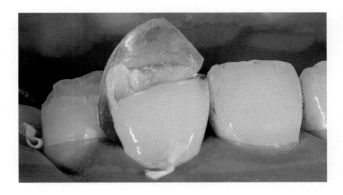

图 2.1.41

使用豆瓣做树脂邻面壁，形成树脂框架。

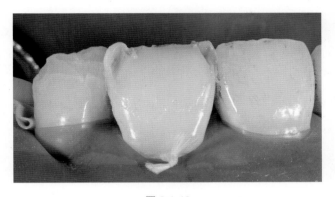

图 2.1.42

框架完成后，开始充填。

在术前观察到，患牙的边缘嵴是半透明的，故充填牙本质树脂时，在边缘嵴处有意识地留出空间，以便使用半透明树脂充填，衔接上原患牙颜色。

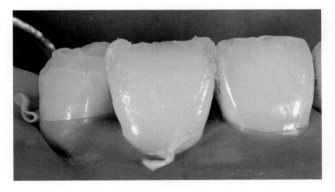

图 2.1.43

充填半透明树脂，光固化。

效果如图 2.1.43 所示。

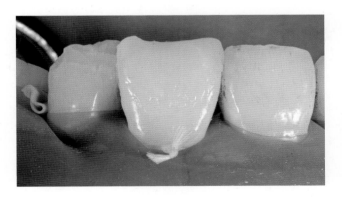

图 2.1.44

表面再覆盖一层牙釉质树脂，恢复唇面的丰满。注意边缘嵴应当饱满，以便打磨抛光出边缘嵴的效果。

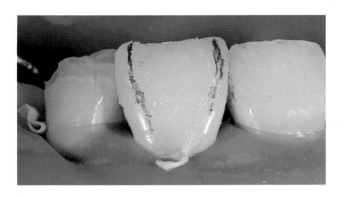

图 2.1.45

用标识笔勾画出边缘嵴的线条，使用车针打磨形态（"4 打磨抛光"章节有详细讲解）。

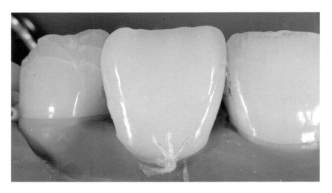

图 2.1.46

打磨衔接上原患牙的边缘嵴。修复后，颜色和形态衔接上原结构，呈现出令人欣喜的效果。

为何有时Ⅲ类洞修复后修复体像"补丁"？这是因为术者在术中没注意结构的衔接。

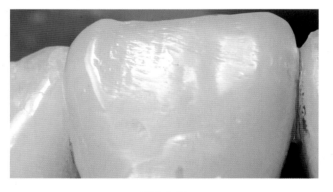

图 2.1.47

患牙 21 唇面边缘嵴特写照。

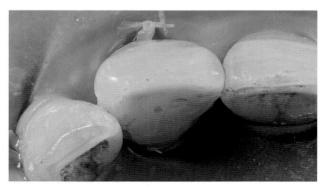

图 2.1.48

患牙 21 切端照。

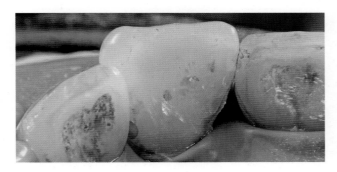

图 2.1.49

患牙 21 术后腭侧照。

使用蜡片法直接修复，腭侧有时需术者打磨才能形成理想的形态，而不是纯靠树脂堆塑。

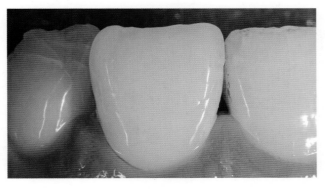

图 2.1.50

术后唇侧即刻照。

边缘嵴若未能与原天然牙形态良好衔接，即使颜色接近，修复体看起来也会像"补丁"，形态的恢复比颜色的恢复更重要。

蜡片法直接修复的优点是能比较方便快捷地完成修复操作；缺点是对术者的操作水平要求比较高，同时也要求术者必须对牙齿的形态足够熟悉。

2.2 前牙框架建立——硅橡胶导板法

硅橡胶导板法是通过术前使用硅橡胶重体制作导板辅助建立树脂背板，并用豆瓣建立树脂邻面壁，形成树脂框架后再进行树脂充填的方法。

接下来介绍硅橡胶导板法的具体操作步骤和 3 种制作硅橡胶导板的方法，并分享 2 个临床病例。

2.2.1 硅橡胶导板法操作演示

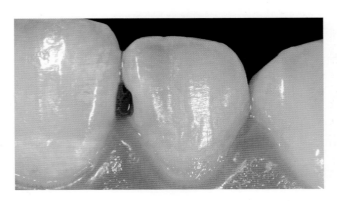

图 2.2.1

患牙 12 术前照。

术前先用硅橡胶重体记录患牙腭侧形态。依次进行去腐，备洞，酸蚀，冲洗，干燥，涂布粘接剂，光固化，流体树脂衬洞牙本质层。

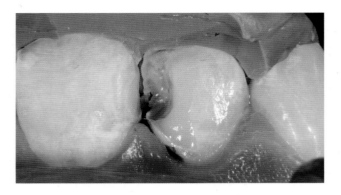

图 2.2.2

用术前制作的硅橡胶导板辅助制作树脂背板。

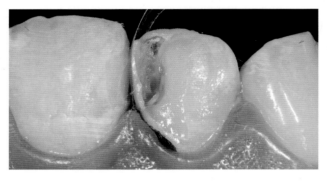

图 2.2.3

放置豆瓣建立树脂邻面壁，完成树脂框架的建立。

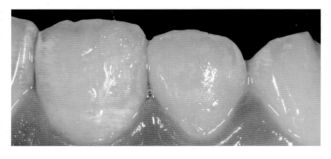

图 2.2.4

患牙 12 树脂修复后效果图。

2.2.2　硅橡胶导板制作方法

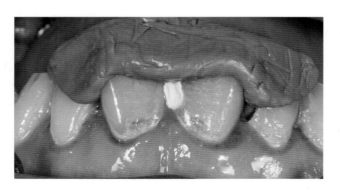

图 2..2.5

方法一：术前先用硅橡胶重体在患者口内记录牙齿形态。若患牙有龋损，可用聚羧酸锌水门汀、牙龈封闭剂等暂时封闭窝洞，修形后再用硅橡胶重体制作导板。

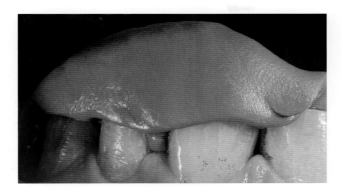

图 2.2.6

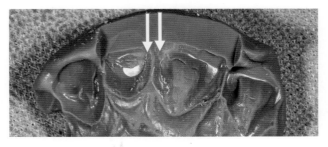

图 2.2.7

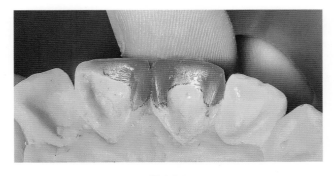

图 2.2.8

方法二：直接用硅橡胶重体记录形态，硬化后取出，在口外用红标车针或旧球钻打磨硅橡胶导板形成牙齿形态。

注意需用红标车针或旧球钻打磨，且打磨的导板越光滑，树脂背板效果越好。

方法三：用模灌制作石膏模型，在石膏模型上雕刻蜡型，然后使用硅橡胶重体制作导板。

2.2.3　硅橡胶导板法病例讲解 1

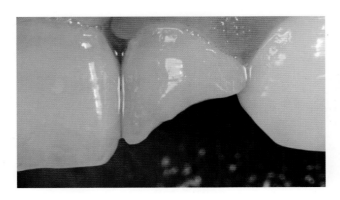

图 2.2.9

患牙 21 术前照。

取模制作石膏模型，在石膏模型上雕刻好形态，再用硅橡胶重体制作导板。

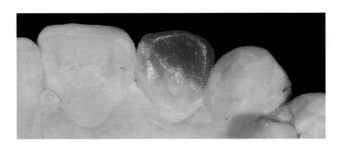

图 2.2.10

图 2.2.10 为雕刻的类似摔断牙的案例。注意，腭侧断裂的边缘蜡比较薄。

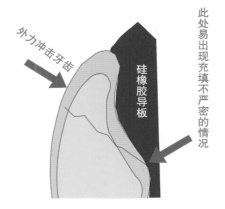

外力冲击牙齿

硅橡胶导板

此处易出现充填不严密的情况

图 2.2.11

就位硅橡胶导板制作树脂背板时，树脂背板与患牙的间隙不易充填密实，故修复完成后打磨抛光腭侧时会出现空心现象。

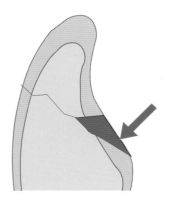

图 2.2.12

因此患者就诊时，龈上的位置应先按照常规树脂修复腭侧或运用车针打磨腭侧呈 90° 对接，预防后期充填不严密。

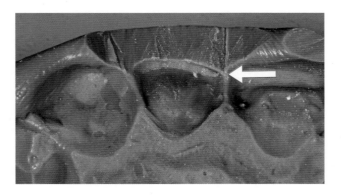

图 2.2.13

在切硅橡胶导板时，切端保留一定的厚度。

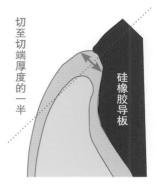

图 2.2.14

硅橡胶导板切端保留的厚度为蜡型切端厚度的一半（约 0.5 mm），以便于做切端弯钩。

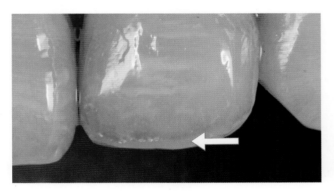

图 2.2.15

硅橡胶导板保留切端弯钩的作用：在做树脂框架时，牙釉质树脂充填至硅橡胶导板的切端，薄薄一层即可，粘接上患牙，便可形成如图 2.2.15 箭头所示的效果——切端晕圈。

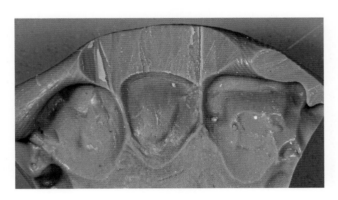

图 2.2.16

硅橡胶导板完成示意图。

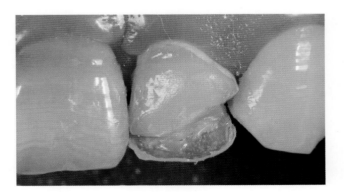

图 2.2.17

当完成硅橡胶导板制作后，可约患者复诊，开始树脂修复。先进行常规的去腐，酸蚀，冲洗，涂布粘接剂，流体树脂衬洞牙本质层，而后硅橡胶导板就位口内或在口外铺树脂做树脂背板，贴紧患牙光固化。

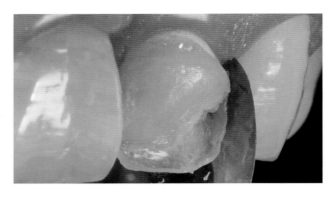

图 2.2.18

使用豆瓣建立树脂邻面壁。

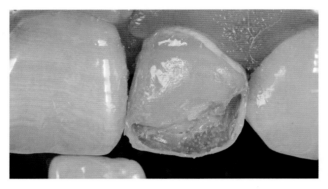

图 2.2.19

树脂框架完成后，使用牙本质树脂进行配色，切端预留透明树脂的空间，以便做乳光效果。

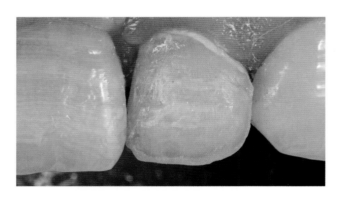

图 2.2.20

在上一步切端的空槽填上透明树脂，光固化。

切端乳光效果如图 **2.2.20** 所示。

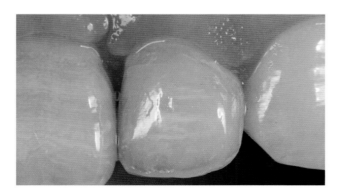

图 2.2.21

在死髓牙行树脂修复配色时使用透明类或者半透明类的树脂（如牙釉质树脂）更容易实现颜色匹配。

本病例患牙为死髓牙，患牙整体呈现灰色调，故修复过程中在其患牙表层再铺一层牙釉质树脂，使颜色更加接近。

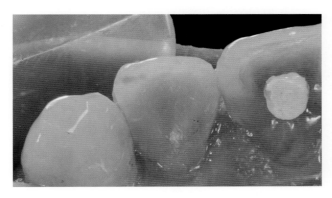

图 2.2.22

修复后的腭侧即刻照。

在此病例中未使用纤维桩，是因切端需预留 2～3 mm 的空间以保证树脂切端厚度，进而保证修复体强度。此病例若不考虑预留空间，使用纤维桩并不能起到增加修复体固位的作用，反而会导致修复体于切端厚度减少，强度变弱。

2.2.4　硅橡胶导板法病例讲解 2

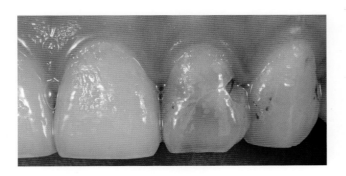

图 2.2.23

患牙 22 术前照。可见患牙 22 近中、远中邻面龋坏。

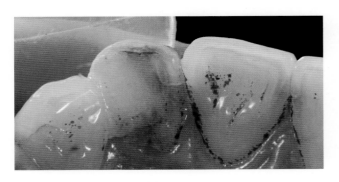

图 2.2.24

术前评估考虑患牙腭侧形态不理想，外展隙不清晰，所以不考虑口内制作硅橡胶导板的方法，转而考虑用石膏雕蜡制作硅橡胶导板。

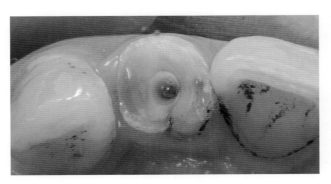

图 2.2.25

根据上一病例的经验总结，备洞时将腭侧打磨成 90° 对接。

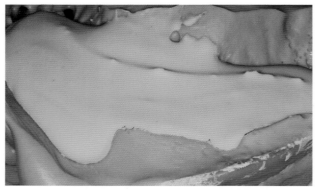

图 2.2.26

取模，制作石膏模型。

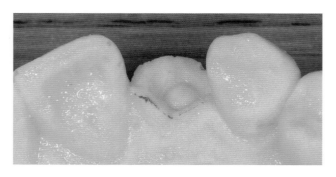

图 2.2.27

在石膏上用标识笔标记腭侧边缘线，以便确认雕蜡终止线，预防因蜡过多出现导板与患牙不贴合的问题。

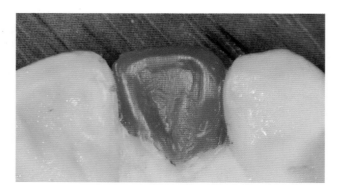

图 2.2.28

雕蜡成形效果图。不上𬌗架的模型雕蜡时，注意边缘终止线、腭侧外展隙、患牙长度即可。

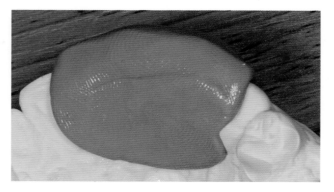

图 2.2.29

在石膏模型上制作硅橡胶导板。

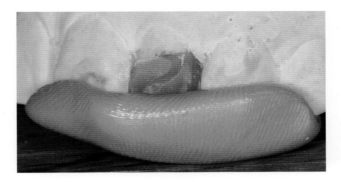

图 2.2.30

雕刻的蜡型唇侧从简即可。

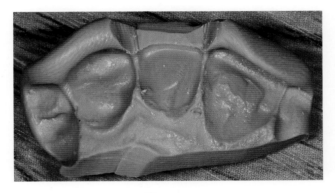

图 2.2.31

制作完成的硅橡胶导板。

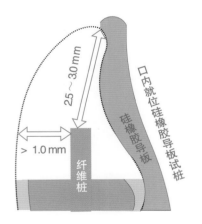

图 2.2.32

约患者复诊，备桩道。在口内就位硅橡胶导板试桩，桩能直线通入桩道即可。试桩时应注意，唇侧需预留1.0 mm 以上的厚度以遮色，否则会透出纤维桩的"灰"。清洁干净纤维桩，涂布粘接剂，吹干后光固化；术区酸蚀，冲洗，干燥，能光固化的区域涂布粘接剂且光固化（根尖段不涂）。

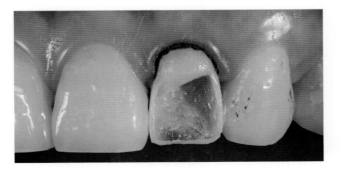

图 2.2.33

开始做树脂背板、邻面壁，完成树脂框架的制作。

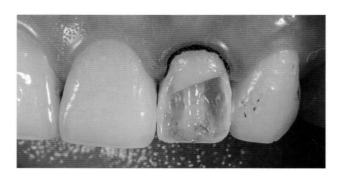

图 2.2.34

树脂框架制作完成后，桩道内打双固化水门汀进行纤维桩粘接。若粘桩时不小心挤崩树脂背板，则就位硅橡胶导板用流体树脂进行修补。纤维桩粘接完成后，进行树脂修复即可。

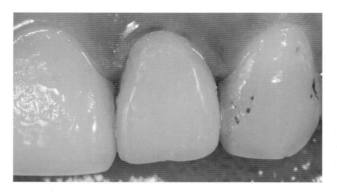

图 2.2.35

完成充填后即刻照。没有过多的打磨，依靠充填形成牙齿形态。

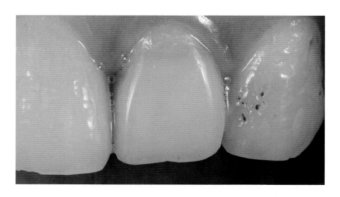

图 2.2.36

本病例患者次日并未复诊进行抛光，再次复诊时已是 3 个月后。图 2.2.36 是 3 个月后的抛光后照。

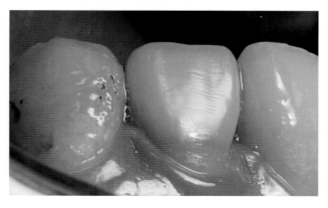

图 2.2.37

患牙 22 抛光后的特写照。

术前、术中、术后对比发现，牙齿颜色不如 3 个月前好。

原因分析：修复过程时间比较长，患牙脱水发白；当时的配色是患牙脱水后的颜色，故 3 个月后颜色不匹配。

此病例提醒术者修复的速度需要加快。

纤维桩病例树脂修复顺序总结：

①先恢复腭侧的90°对接。

②取模。

③石膏模型上雕蜡，制作硅橡胶导板。

④桩道预备。

⑤硅橡胶导板口内就位，试桩。

⑥牙体准备好粘接、纤维桩准备好粘接。

⑦制作树脂框架。

⑧纤维桩粘接。

⑨树脂修复。

2.2.5　框架建立方法小结

临床病例千变万化，笔者根据患牙窝洞大小、患牙多少、术者建立树脂框架熟练度、术后效果要求等不同情况做了如下总结，以便术者在进行前牙树脂框架建立时更好地选择与运用蜡片法和硅橡胶导板法。

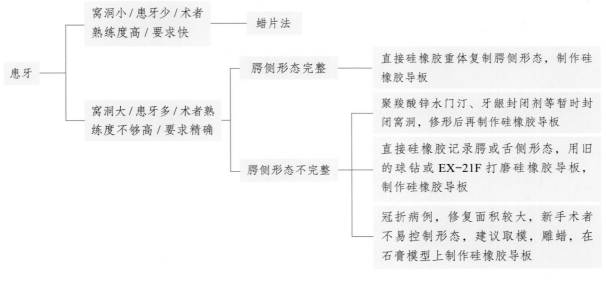

图 2.2.38

2.3　多颗前牙连续龋坏修复策略

临床中常会见到多颗前牙连续龋坏的病例，这类情况术者应如何应用树脂框架方法进行树脂修复呢？多颗Ⅳ类洞病例修复时不易控制中线或修复后患牙一大一小、修复效果不理想等问题应如何解决？

基于上述问题，在前文介绍了蜡片法和硅橡胶导板法用于单颗患牙修复的方法与病例的基础上，本节将通过3个临床病例继续介绍与分享临床中多颗前牙连续龋坏的修复策略与经验。

2.3.1 多颗前牙连续龋坏修复病例讲解 1

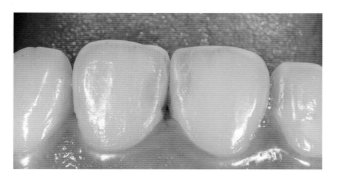

图 2.3.1

患牙 11、21 术前照。术前应先进行术前评估（参见"1.2 术前评估"）。注意：术前评估后，须先确定患牙的修复次序，因为修复次序不一样，会导致不一样的修复结果；2 个Ⅳ类洞如同时进行去腐、备洞、修复，中线常得不到控制，修复后的患牙形态会不理想。

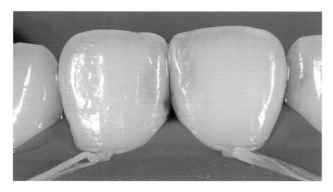

图 2.3.2

修复时使用橡皮障隔离术能让平龈或略龈下的洞缘暴露至龈上，以便保障树脂修复的粘接效果。

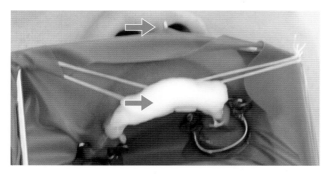

图 2.3.3

图 2.3.3 中的面弓是笔者有意倒置向上的，利用面弓的钉突向上悬挂橡皮障布，使平龈或略龈下的洞缘暴露至龈上。

术中，笔者放置了湿润的棉花覆盖于前牙区，以防止患牙因暴露在空气中出现脱水的情况，为后续配色做准备。

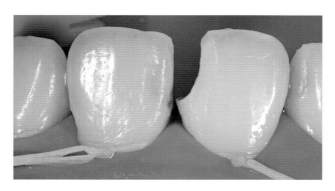

图 2.3.4

经过术前评估，笔者决定先修复患牙 11 后再修复患牙 21，以便控制形态。因为若两颗患牙同时去腐、备洞，中线便会丢失，会将简单的病例复杂化。

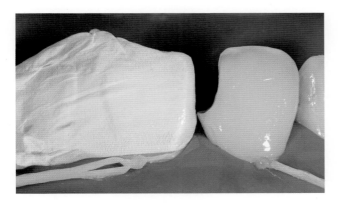

图 2.3.5

患牙 11 去腐，备洞，酸蚀，冲洗，干燥窝洞，涂布 2 次粘接剂（注意整个唇面也涂布，以减缓患牙脱水），光固化，流体树脂衬洞牙本质层，然后制作树脂框架。同时，采用特氟龙胶带裹住患牙 21 以达到保湿效果。

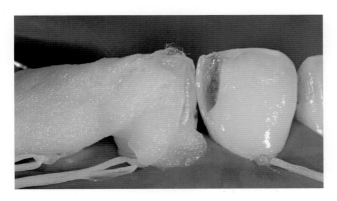

图 2.3.6

采用硅橡胶导板法制作患牙 11 的树脂框架。将微湿润的棉花覆盖于患牙 21 唇侧进行保湿，但注意不能让水流至患牙 11 侧，否则会影响患牙 11 的树脂修复效果。

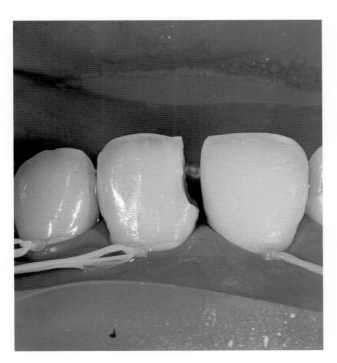

图 2.3.7

患牙 11 充填完成后，切勿急于磨开患牙 21 窝洞。先注意观察患牙 21 切端是否有乳光，若有乳光说明患牙 21 脱水不多，可配色；若患牙 21 术前无白斑，术中出现白斑，说明患牙已脱水。当患牙出现脱水情况，应进行医患沟通，次日再进行修复，效果会更好。

本病例中，患牙 11 充填完成后，观察到患牙 21 切端还有乳光，可进行下步操作——磨开患牙 21 窝洞。磨开患牙 21 窝洞后，先修整患牙 11 近中，确认患牙 11 轮廓无问题后，再继续修复患牙 21，中线问题即可解决。

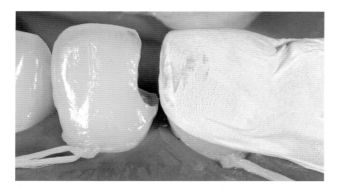

图 2.3.8

修复完成的患牙 11 应注意保湿。患牙 21 备洞，酸蚀，冲水，干燥，涂布粘接剂 2 次，流体树脂衬洞牙本质层。

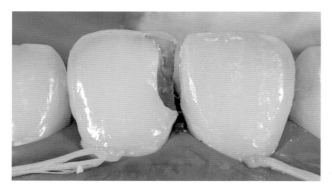

图 2.3.9

采用硅橡胶导板法为患牙 21 制作树脂背板，硅橡胶导板就位到口内后用尖锐器械沿腭侧洞缘在硅橡胶导板上刻画线条，以标记洞缘线。口外用牙釉质树脂在硅橡胶导板上按标记的术区平铺好，贴至口内光固化。

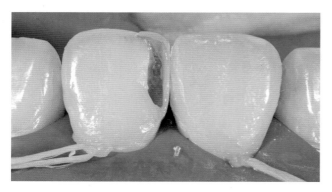

图 2.3.10

放置豆瓣，用牙釉质树脂制作邻面壁，形成树脂框架。

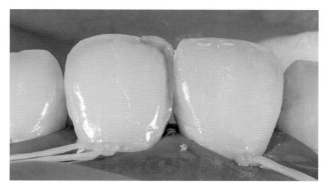

图 2.3.11

做好树脂框架后，选择合适的牙本质树脂配色。因切端存在乳光，应注意乳光结构衔接。在切端留下空槽，充填透明树脂模拟乳光。

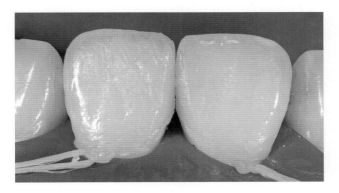

图 2.3.12

最后在表面铺一层牙釉质树脂（视颜色而定，有时表面不一定用牙釉质树脂）。

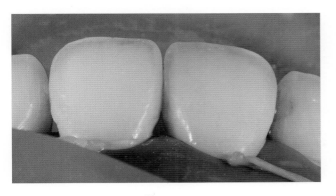

图 2.3.13

初抛，术后即刻照。仍可见切端有乳光存在，患牙无白斑，这些现象均说明患牙并未过多脱水，可预见术后 2 天复诊时树脂修复体与患牙的颜色匹配。

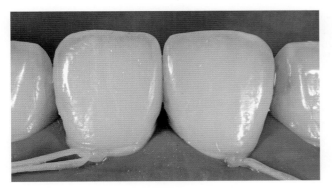

图 2.3.14

术后即刻照。

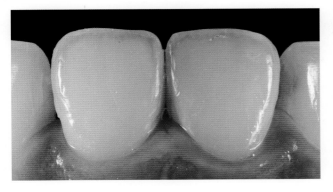

图 2.3.15

拆橡皮障后即刻照。

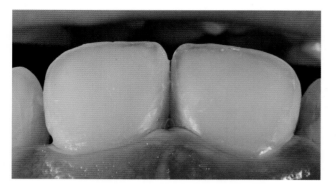

图 2.3.16

切端乳光特写照。

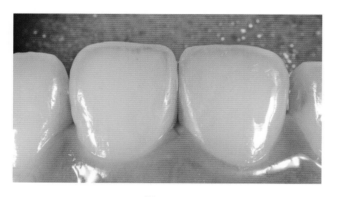

图 2.3.17

术后 2 天复诊照，可见树脂修复体与患牙颜色较接近，牙龈恢复自然。

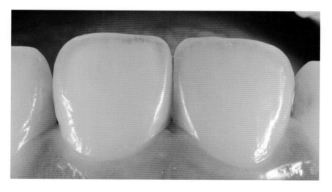

图 2.3.18

精抛后即刻照。修复体边缘嵴的打磨抛光，使患牙变得更加立体、仿真。

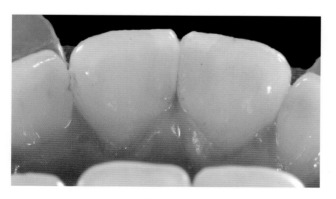

图 2.3.19

患牙 11、21 腭侧照。

2.3.2 多颗前牙连续龋坏修复病例讲解 2

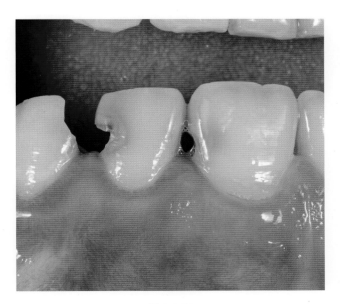

图 2.3.20

图 2.3.20 中患牙 21 为远中Ⅲ类洞，患牙 22 为近远中Ⅳ类洞，患牙 23 为近中Ⅳ类洞。此类病例的修复，遵循"先易后难"原则，将复杂病例简单化。

术前评估分析过程：患牙 21 属于穿通Ⅲ类洞，去腐后，树脂背板加邻面壁即可恢复外形框架，较简单；先修复完成患牙 21 远中，可保留患牙 21 与患牙 22 间的中线。若同时修复患牙 21 和患牙 22，患牙的轮廓得不到控制，中线易丢失，修复难度大。分析得出先修复完成患牙 21，然后修复完成患牙 23 近中，最后再修复患牙 22。这样，最后修复的患牙 22 便更容易控制形态。

因此，经术前评估得出患牙修复顺序：21 → 23 → 22。

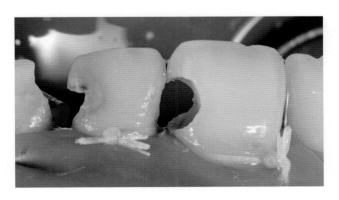

图 2.3.21

如术前评估，先进行患牙 21 远中Ⅲ类洞的修复。按序进行去腐，备洞，唇面制备短斜面，酸蚀，冲洗，涂布粘接剂，流体树脂衬洞牙本质层。

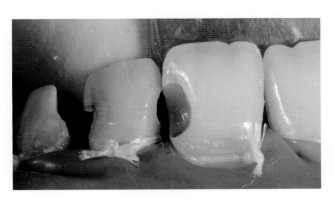

图 2.3.22

采用蜡片法用牙釉质树脂制作树脂背板。

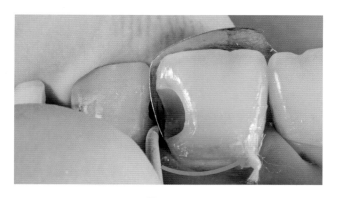

图 2.3.23

竖直放置豆瓣，0620# 牙胶尖充当楔子，左手食指在腭侧按压豆瓣贴向患牙，左手拇指在唇侧如图 2.3.23 所示位置按压牙胶尖贴近患牙，使用牙釉质树脂充填邻面壁。

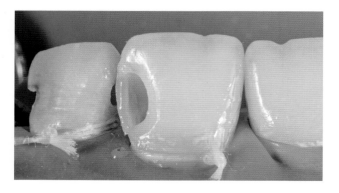

图 2.3.24

患牙 21 完成树脂框架后即刻照。

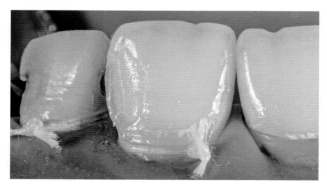

图 2.3.25

牙本质树脂充填。注意观察，现患牙 21 远中边缘嵴结构不衔接，颜色即使接近，树脂修复体也像"补丁"一样明显。因此，术者在进行树脂修复时，应注意结构的衔接。

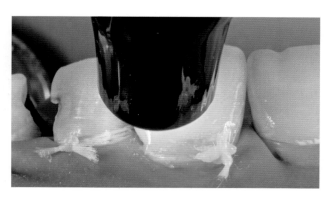

图 2.3.26

充填完成后，光固化 5 秒。

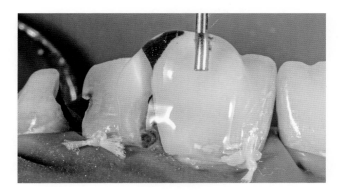

图 2.3.27

使用阻氧剂涂布表层，光固化 40 秒，以便表层树脂固化更完全。

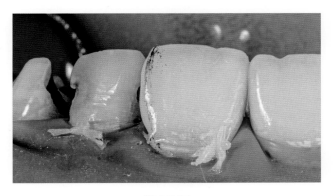

图 2.3.28

患牙 21 修复完成。

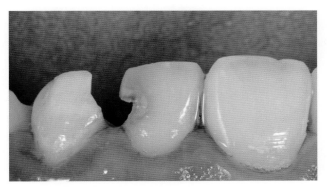

图 2.3.29

患牙 21 修复完成即刻照。

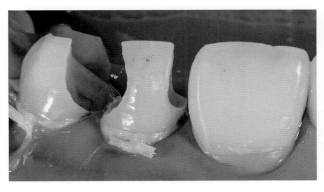

图 2.3.30

修复完成患牙 21 后，按术前分析，下一步是进行患牙 23 的修复。

因患牙 22 的远中轮廓丢失，在修复患牙 23 近中时，树脂背板需做得稍大一些，以便修复完成患牙 23 后可以慢慢打磨患牙 23 的轮廓，并控制患牙 22 与患牙 23 间的中线。患牙 23 的修复思路是先做树脂背板，而后直接完成树脂充填，不需做邻面壁。

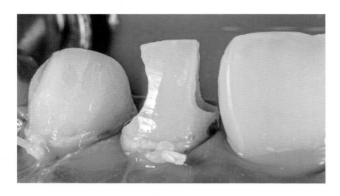

图 2.3.31

患牙 23 修复完成后，预估剩余的空间对于修复患牙 22 其长宽比是否合适，打磨修整好患牙 23 近中，最后再修复患牙 22，如此便可控制 3 颗牙的轮廓。

此类复杂病例按照由简至难排序，逐颗修复患牙，充填就变得简单，修复效果也比较理想。

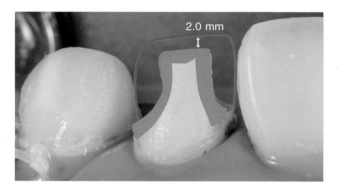

图 2.3.32

患牙 22 为近远中 IV 类洞，直接制备近远中短斜面配色，术后易出现唇侧中间有一明显色带的问题。此类病例，应整个切端预备 2.0 mm 长度，整个唇面预备 0.5 mm 厚度，窝洞边缘蓝色标识的区域制备短斜面为 1.0 ～ 1.5 mm 宽度，以便配色。

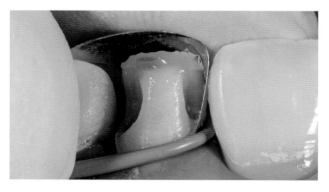

图 2.3.33

采用蜡片法制作患牙 22 树脂背板。竖直豆瓣和 0620# 牙胶尖配合制作树脂邻面壁。

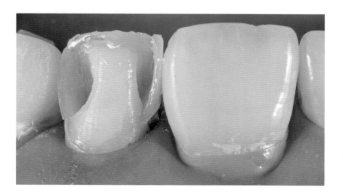

图 2.3.34

患牙 22 树脂框架建立完成。

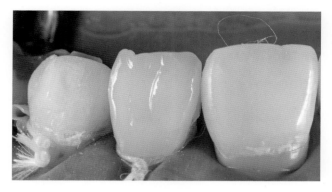

图 2.3.35

患牙 22 充填完成。

有时充填较快，充填的形态不理想，后期需要使用车针修形。

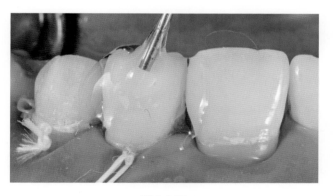

图 2.3.36

光固化 5 秒，打上阻氧剂，再光固化 40 秒。

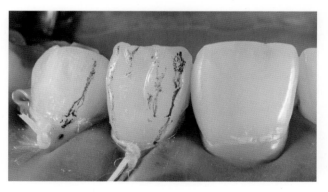

图 2.3.37

用标识笔画线标识打磨牙齿形态。

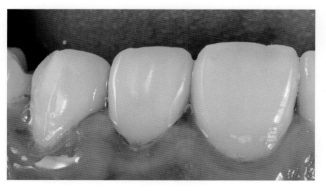

图 2.3.38

患牙 21、22、23 术后即刻照。

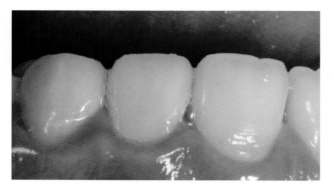

图 2.3.39

10 天后复诊照。术中 3 颗患牙皆为健康活髓牙，按传统方式修复，很难保存活髓。微创树脂美学修复可为患者提供更多修复方式的选择。

2.3.3 多颗前牙连续龋坏修复病例讲解 3

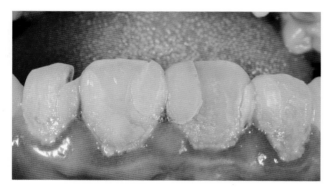

图 2.3.40

此类病例在乡镇较常见，修复思路也是复杂病例简单做。术者可以先修复两侧切牙，然后修复其中一颗中切牙，最后再修复剩余的中切牙。

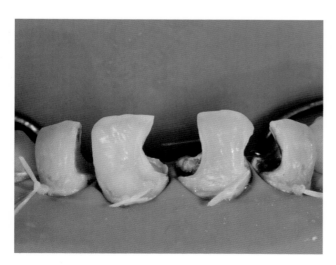

图 2.3.41

洁治后，拆除原修复体，上障。患牙 12 拆除原修复体，患牙 11 远中脱落，患牙 12 后期需进行根管治疗。患牙 12 行树脂修复过程中插入一根大锥度牙胶尖至根管内，待患牙 12 树脂修复完成后取出，不影响患牙 12 后续的根管治疗；患牙 12 做树脂背板后直接堆塑成形，依靠打磨精修。患牙 21 远中保留原修复体，保留患牙 21 与患牙 22 间的中线，患牙 22 便是简单的 IV 类洞修复病例。

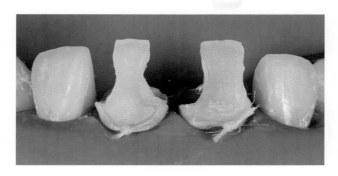

图 2.3.42

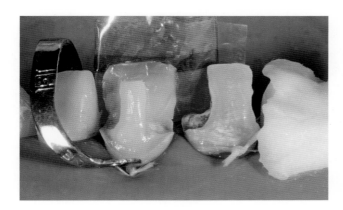

图 2.3.43

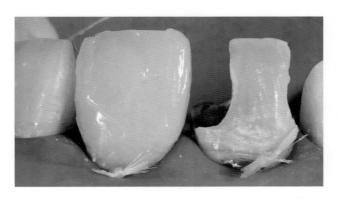

图 2.3.44

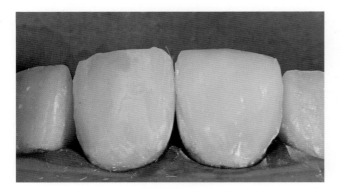

图 2.3.45

患牙 22 是健康的活髓牙,建立树脂框架后便可完成充填。4 颗患牙变成 2 颗,修复难度降低。然后先完成其中 1 颗患牙修复后,再修复剩余的 1 颗,控制中线。

操作至图 2.3.43 步骤时,建议制作树脂背板和充填时都有意识地将患牙修复得大些,以便完成患牙 21 修复后修形以控制中线。若患牙 21 修复后轮廓过小,想再增大时比较麻烦。术者可用游标卡尺或圆规测量牙齿的大小。

此步骤中,先修复患牙 11 还是患牙 21,没有区别。

修复完患牙 21 后,下一步是修复患牙 11。

先逐一修复其他患牙,最后再修复患牙 11,可使修复变得简单。此时,为患牙 11 建立树脂框架,完成充填即可。现观察到术后患牙 11 轮廓大于患牙 21,是因当时笔者未改良修复的方法,未测量牙齿大小所致。

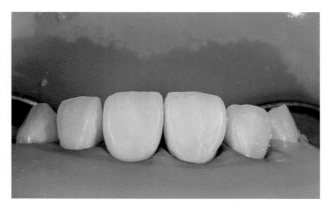

初步打磨抛光后，通过修整边缘嵴，两中切牙的形态有所改善。

图 2.3.46

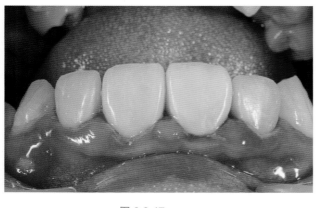

术后即刻照。

图 2.3.47

此病例中，术前患者牙龈红肿，且患者怕刷牙刷掉原修复体，故不敢刷牙，口腔卫生状况差。若笔者在患者进行牙周治疗后便让其回家，等待牙龈炎症好转后再行树脂修复，在未解决原修复体问题的情况下，即使一两周后复诊，牙龈炎症依然不会有明显改善。所以笔者处理类似的病例时，选择进行牙周治疗后即刻上障进行树脂修复，术后效果理想。

当遇到患者连续多颗龋坏前牙修复时，术者不应一次性磨开所有窝洞，这样会把一个简单的病例复杂化。相反，做好术前评估，根据术前评估情况对患牙进行逐一修复，修复的速度反而更快，术后效果也更好。

经过上述内容的学习，如果临床中遇到如图 2.3.48 所示病例时，读者是否有策略了呢？

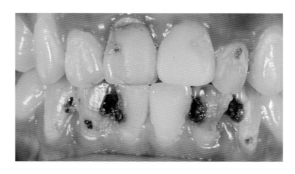

图 2.3.48

2.4 前牙框架建立——双豆瓣法

前文介绍了多颗前牙连续龋坏的修复策略，总结起来就是根据术前评估情况对患牙进行逐一修复。但临床中，有时因时间关系，会要求术者加快操作速度，这种情况下有无更好的修复方法呢？此类情况，术者可考虑采用双豆瓣法建立树脂框架。双豆瓣法建立树脂框架充填效果相对会更好更快。

本节将通过模型操作演示介绍双豆瓣法建立树脂框架的具体操作步骤、注意事项，并分享 2 个临床病例。

2.4.1 双豆瓣法模型操作演示

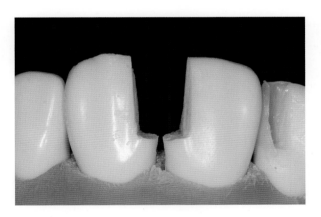

图 2.4.1

患牙模型 11、21 术前照。在模型上磨出患牙 11 近中Ⅳ类洞、患牙 21 近中Ⅳ类洞。

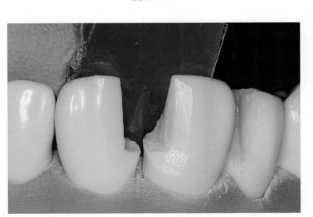

图 2.4.2

采用蜡片法堆塑患牙 11 的树脂背板。

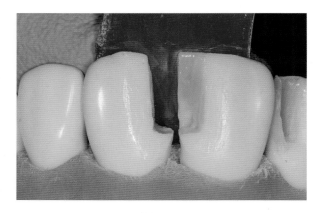

图 2.4.3

堆塑患牙 11 树脂背板时，注意蜡片应紧贴患牙，树脂背板近中堆塑成直角且不能堆塑过薄。

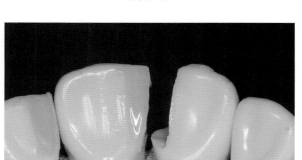

图 2.4.4

患牙 11 树脂背板堆塑完成的腭侧照。若发现患牙 11 的树脂背板过大，可用抛光碟进行修整。

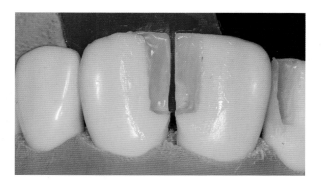

图 2.4.5

采用蜡片法为患牙 21 做树脂背板。

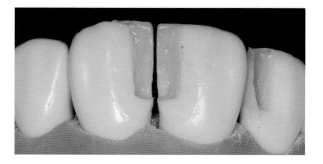

图 2.4.6

两树脂背板间须有间隙，间隙为 0.3 ～ 0.4 mm。

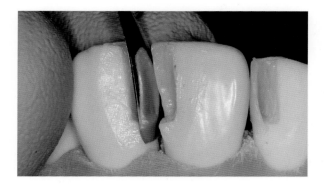

图 2.4.7

放置豆瓣。笔者习惯先放置患牙 21 的豆瓣。

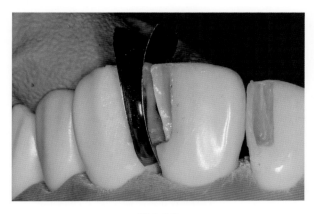

图 2.4.8

放置患牙 11 的豆瓣。两豆瓣都放置进入邻面后，两豆瓣同时压往腭侧，豆瓣大弯低于患牙唇面。

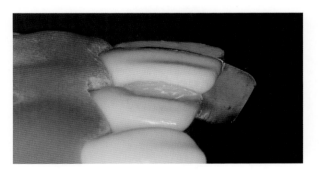

图 2.4.9

豆瓣压往腭侧后的侧面照。

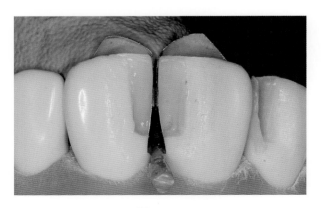

图 2.4.10

颈部塞紧 0620# 牙胶尖，腭侧用左手食指压两豆瓣各自贴向患牙。

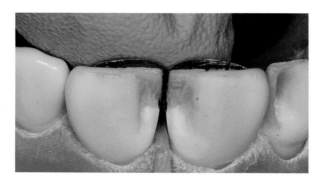

图 2.4.11

腭侧用左手食指压豆瓣示意图。注意制作的树脂背板不能过薄，否则此步骤操作时树脂背板易崩。

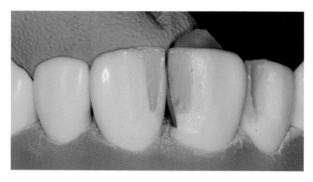

图 2.4.12

开始充填邻面壁。先建立一颗患牙邻面壁后，撤走当侧豆瓣，再充填另一颗。

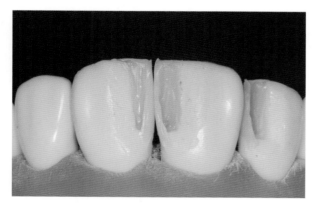

图 2.4.13

两颗患牙的树脂框架建立完成。

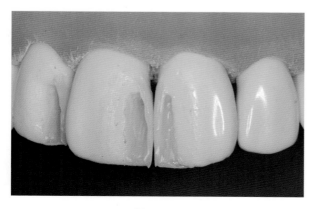

图 2.4.14

患牙 11、21 正面照。术者应多练习，注意细节，可避免近中切端出现"外八"情况。对中线控制的好坏，依靠的是做树脂背板时是否分得平均。

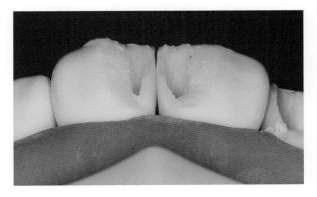

图 2.4.15

患牙 11、21 双豆瓣法建立树脂框架后，从牙龈向切端拍摄的照片。

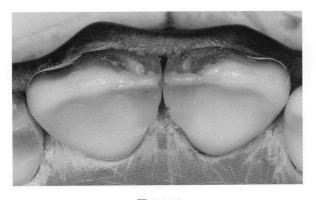

图 2.4.16

患牙 11、21 双豆瓣法建立树脂框架的切端照。

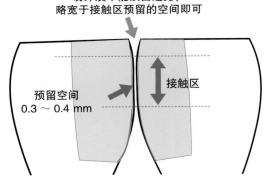

切外展不能预留过宽，略宽于接触区预留的空间即可

预留空间 0.3 ~ 0.4 mm

接触区

图 2.4.17

双豆瓣法建立框架注意事项提示图。双豆瓣法成功的关键在于树脂背板接触区需保留 0.3 ~ 0.4 mm 的间隙。注意不能预留过多，间隙过大会导致修复完成后腭侧的外展隙过宽，同时出现近中切角切外展过宽，即出现"外八"的问题（图 2.4.18）。为避免近中切角出现"外八"的问题，做树脂背板时堆塑要近似直角。

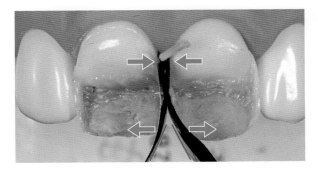

图 2.4.18

若颈部没有相应的弧度空间，牙体或树脂背板会挤压豆瓣，豆瓣会在切端处强行撑开切角形成"外八"形状或在中 1/3 处豆瓣凹陷变形。

2.4.2 双豆瓣法病例讲解 1

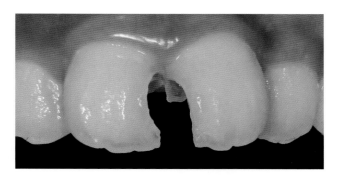

图 2.4.19

患牙 11、21 术前照。将对患牙 11 近中、患牙 21 近中进行树脂修复。

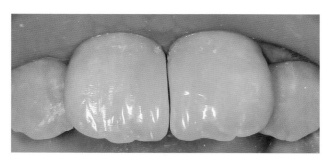

图 2.4.20

利用双豆瓣法修复患牙 11、21，通过术后即刻照发现中间邻面接触区凹陷变形，凹陷的邻面会导致后期牙齿出现食物嵌塞、不易清洁干净、继发龋坏等问题。

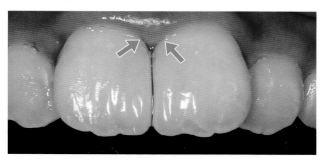

图 2.4.21

分析失败原因：牙齿拥挤或牙齿龋坏时间久至患牙位移，患牙 11 和患牙 21 所需的颈部弧度空间不足，修复后易造成邻面凹陷。

术后总结：术前应当修整患牙颈部，否则因豆瓣有弧度，修复后接触区容易凹陷变形。

2.4.3 双豆瓣法病例讲解 2

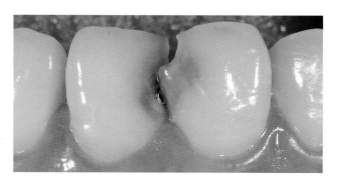

图 2.4.22

患牙 11、21 术前照。将对患牙 11 近中、患牙 21 近中进行树脂修复。

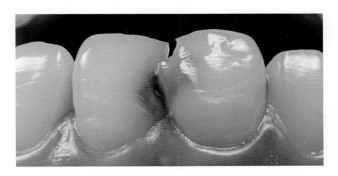

图 2.4.23

从牙龈方向切端拍摄的患牙 11、21 近距特写照。

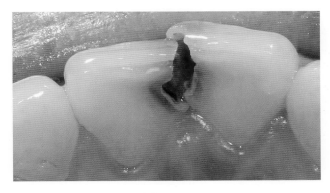

图 2.4.24

患牙 11、21 的术前腭侧照。

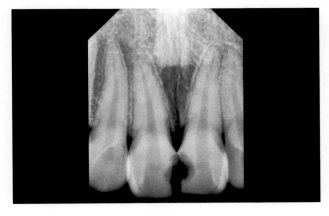

图 2.4.25

患牙 11、21 术前 X 线片。

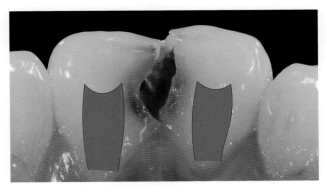

图 2.4.26

将照片导入电脑，模拟标示牙髓位置，进行医患沟通。

因患牙未出现牙髓问题，检查结果正常，考虑对患牙 11、21 进行树脂修复，让患者签知情同意书。

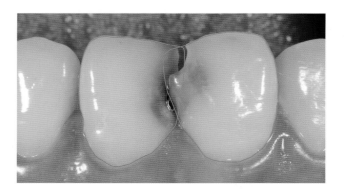

图 2.4.27

医患沟通：原患牙存在牙拥挤情况，若恢复原牙外形，后期不矫正，会出现食物嵌塞问题，故不建议按照原牙外形进行患牙修复。

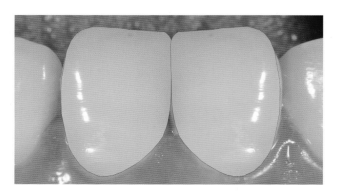

图 2.4.28

医患沟通：若将患牙 11、21 修复至平齐，其缺点是患牙长宽比例失调，轮廓不美观；优点是易清洁邻面，不易出现食物嵌塞问题。最终，患者选择将患牙 11、21 修复至平齐。

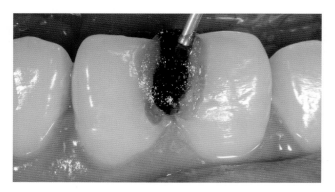

图 2.4.29

使用牙龈封闭剂暂时恢复患牙窝洞。

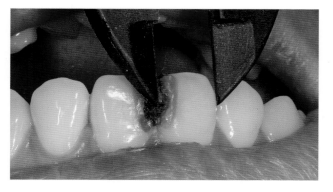

图 2.4.30

使用游标卡尺测量数据，标记中线，观察两中切牙的宽度是否相等。

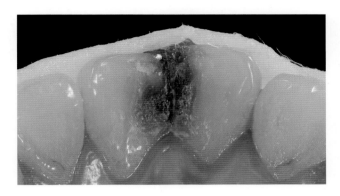

图 2.4.31

使用车针打磨形成腭侧形态。笔者喜欢用 TR-11F 和 EX-21F 车针进行树脂修形。操作时，患牙 11、21 唇侧覆盖湿棉花进行保湿。

图 2.4.31 中患牙 11、21 唇侧覆盖湿棉花保湿。

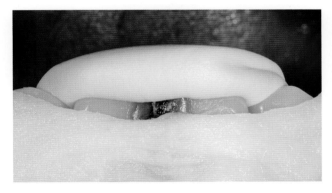

图 2.4.32

口内使用硅橡胶重体记录患牙 11、21 腭侧形态。

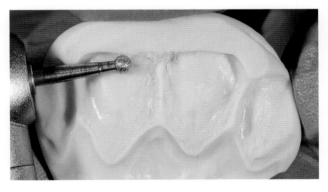

图 2.4.33

等待硅橡胶重体硬化，取出。若患牙腭侧形态不理想，可使用旧球钻或红标车针修整硅橡胶导板。推荐使用 EX-21F 修整硅橡胶导板。此病例选用的是大号旧球钻，不选小球钻是因其打磨硅橡胶导板易凹凸不平。

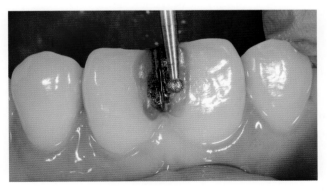

图 2.4.34

开始为患牙 11、21 去腐。

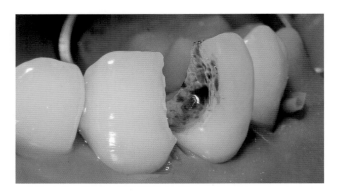

图 2.4.35

使用龋显示剂为患牙 11、21 做检测。

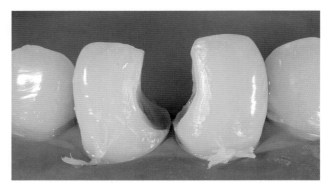

图 2.4.36

完成去腐后，为患牙 11、21 制备唇侧短斜面。

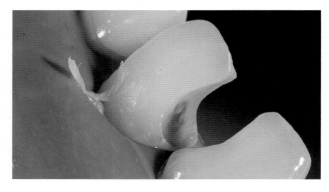

图 2.4.37

釉牙本质界的着色牙体一定要清除干净。靠近髓腔的部分，磨除至硬质牙本质后可考虑保留。

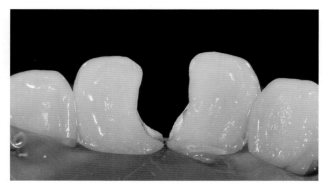

图 2.4.38

患牙 11、21 完成去腐、备洞后的腭侧照。

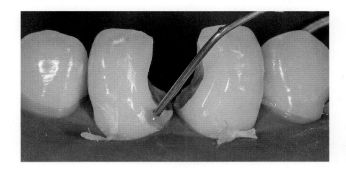

图 2.4.39

笔者当时使用的是 8 代粘接剂，此步骤选择性酸蚀牙釉质 15 秒，冲洗 1 分钟。

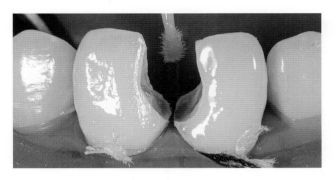

图 2.4.40

干燥窝洞，涂布粘接剂 2 次，光固化，流体树脂衬洞牙本质层 0.5 mm，光固化。

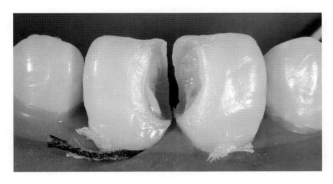

图 2.4.41

采用硅橡胶导板法制作患牙 11、21 的树脂背板，完成后如图 2.4.41 所示。此病例中，笔者操作到此步骤时，才意识到之前的操作疏忽：树脂背板的颈部应进行修整，使轮廓有弧度，以避免邻面凹陷变形（在上一病例讲解中有提醒）。

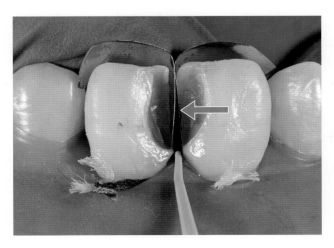

图 2.4.42

双豆瓣竖直放置，豆瓣大弯在唇侧，不能高于患牙唇面。

图 2.4.42 中箭头所指的右侧豆瓣稍有变形，其实笔者当时有注意到这个问题，但觉得双豆瓣围成的框架外形相差不大，心存侥幸，想着完成充填后再打磨调整，最终犯了错误，已进行深刻检讨。

经验提醒：此步骤注意观察豆瓣围绕患牙所形成的轮廓，若形态不对，应及时进行打磨调整，不应继续充填。

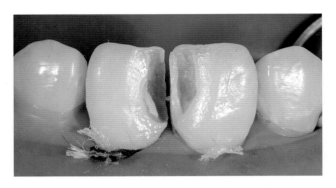

图 2.4.43

充填完成患牙 11 近中邻面壁即刻照。此步骤先充填患牙 11 或患牙 21 邻面壁均可。

经验提醒：双豆瓣法做树脂框架，完成一颗牙的框架后，需取出当侧豆瓣，不能 2 颗患牙同时进行树脂框架制作，避免出现中缝问题。

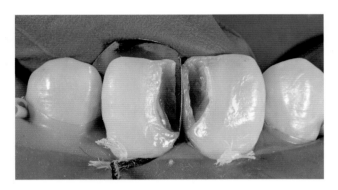

图 2.4.44

撤走患牙 11 当侧豆瓣，留下患牙 21 的豆瓣，开始修复患牙 21 近中邻面壁。

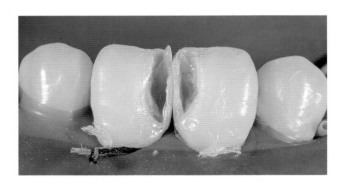

图 2.4.45

患牙 11、21 树脂框架完成后即刻照。

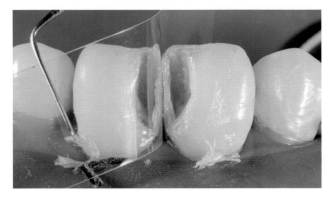

图 2.4.46

在两中切牙间放置聚酯薄膜，预防树脂充填时溢出至邻面，导致术后邻面不光滑或两修复体粘连。

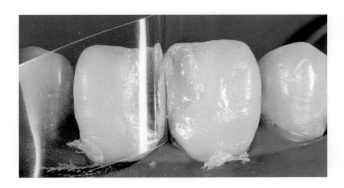

图 2.4.47

充填时，第一层铺放的树脂，应尽量避免溢出框架外。

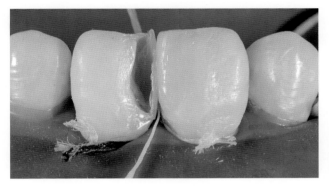

图 2.4.48

分层充填，接近表层时，预留0.5～1.0 mm表层空间，整体铺放树脂后，聚酯薄膜贴紧患牙11近中邻面向腭侧迅速扯出；再使用牙线从切端向龈方，由唇侧向腭侧扯出，确认清除邻面溢出的树脂后再光固化。

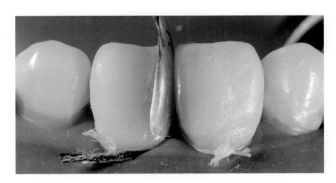

图 2.4.49

光固化患牙11后，两中切牙邻面有时因不光滑无法放置聚酯薄膜，解决方法是先竖直放置豆瓣，再放置聚酯薄膜。

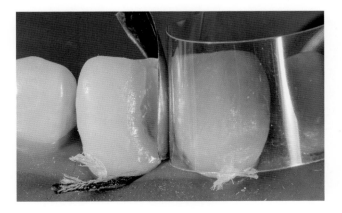

图 2.4.50

放置聚酯薄膜后，再撤走豆瓣。

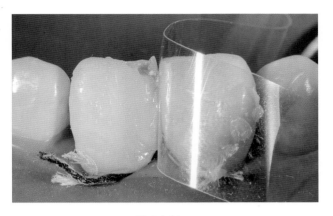

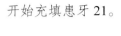

图 2.4.51

开始充填患牙 21。

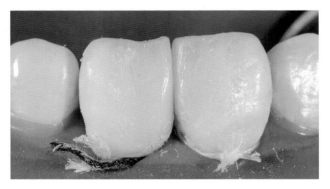

图 2.4.52

重复患牙 11 修复近中时的操作，患牙 21 初步光固化 5 秒。

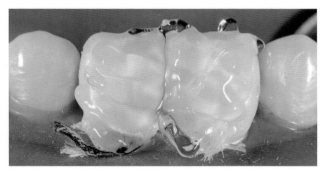

图 2.4.53

打阻氧剂。

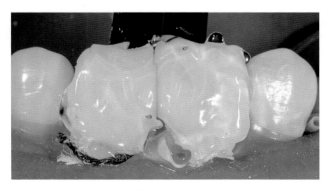

图 2.4.54

唇腭侧均光固化 40 秒。

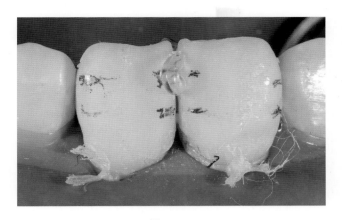

图 2.4.55

标记两中切牙的接触区，分牙，开始抛光邻面。

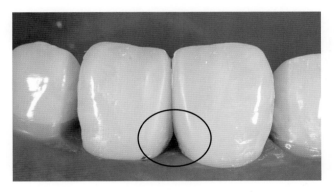

图 2.4.56

笔者在操作到此步骤时，想使用抛光条抛出患牙颈部弧度，可惜因活髓牙打磨时患者感觉酸痛，便无法打磨，转而只能修整边缘嵴以实现美观。

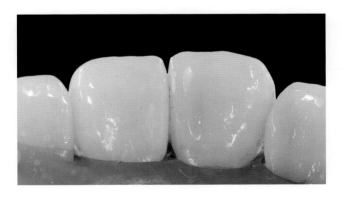

图 2.4.57

患牙 11、21 修复后腭侧照。完成后的修复体接触区应有弧度，患牙唇腭侧应有相应的外展隙以增强对食物的排溢，这样患者清洁患牙的邻面也简单。

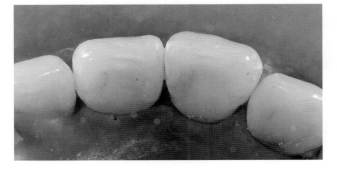

图 2.4.58

患牙 11、21 修复后切端照。可见修复体接触区呈圆弧形，若是面接触，修复体后期易出现脱落、食物嵌塞等问题。

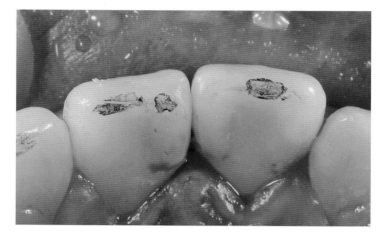

图 2.4.59

充填完成，开始调𬌗。

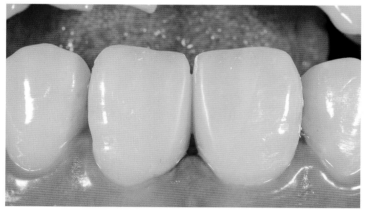

图 2.4.60

初步抛光，术后即刻照。

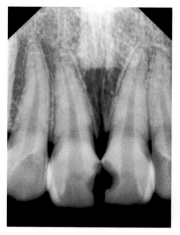

图 2.4.61

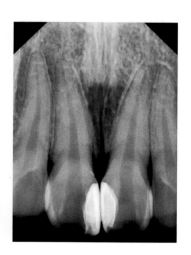

图 2.4.62

术前、术后 X 线片对比。
图 2.4.61 是术前 X 线片；
图 2.4.62 是术后即刻 X 线片。

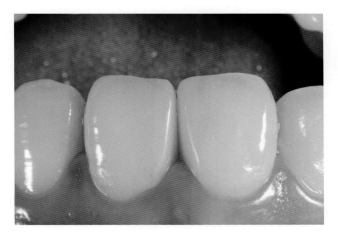

图 2.4.63

术后 1 周复诊照。再次检查边缘有无卡顿感。

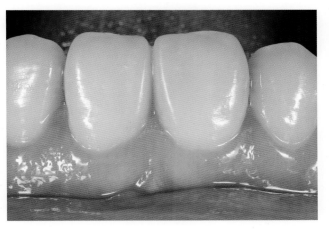

图 2.4.64

术后 1 年复诊照。再次抛光。

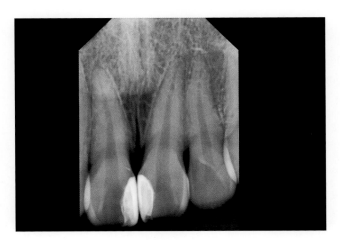

图 2.4.65

术后 1 年 X 线片。

2.5　前牙树脂缝隙关闭

前文已介绍了常见的单颗患牙、多颗患牙树脂修复方法，但临床中还有一类特殊的病例——树脂缝隙关闭。

树脂修复单颗患牙Ⅳ类洞比较容易，而树脂缝隙关闭却比较难。笔者思考其中异同之处，分析难点，研究如何才能将复杂病例简单化，最后发现：对于树脂缝隙关闭病例，建立树脂肩台后可转变成类似Ⅳ类洞病例，从而使复杂病例简单化。

本节将详细介绍树脂缝隙关闭病例的常见问题及可能原因、树脂缝隙关闭分类、树脂缝隙关闭修复步骤，并分享与讲解4个树脂缝隙关闭的临床病例。

2.5.1 树脂缝隙关闭常见问题及可能原因

树脂缝隙关闭常见问题及可能原因如下：

①脱落问题。可能原因：隔湿未做好或粘接未做好。

②崩掉问题。可能原因：修复体厚度不足或强度不足。

③悬突问题。可能原因：修复方法不对或操作不当。

④充填困难问题。可能原因：缝隙小或充填器大或充填操作不娴熟。

⑤接触区不好问题。可能原因：修复方法不对或操作不当。

⑥外形不美观，中线偏斜，患牙一大一小问题。可能原因：修复方法不对或操作不当。

⑦颜色不衔接问题。可能原因：选色不够准确。

⑧黑三角问题。可能原因：牙周问题或修复体设计的接触区距离牙槽嵴顶大于 5 mm。

⑨术后再次出缝问题。可能原因：系带影响的问题、牙周的问题或咬合的问题。

⑩影响发音问题。可能原因：修复后短时间内的不习惯或患牙修复体过长。

关于牙齿颈部黑三角问题预防：

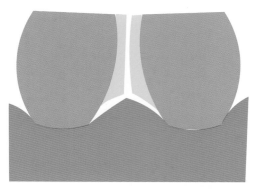

修复时关闭黑三角，在颈部极易形成树脂悬突。术者需暴露更多龈下牙体组织，以圆缓衔接牙体，同时避免再出现黑三角问题。

图 2.5.1

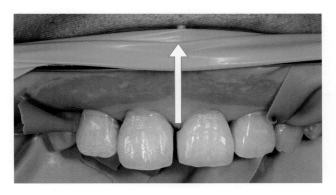

图 2.5.2

通过面弓倒置向上，利用面弓的钉突向上悬挂橡皮障布，障布会产生向上压缩牙龈的力量，暴露更多龈下牙体组织；同时运用橡皮障隔离术，保障树脂缝隙关闭的隔湿作用。

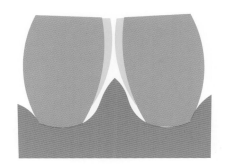

图 2.5.3

树脂与牙体衔接应呈圆弧状，无卡顿感。

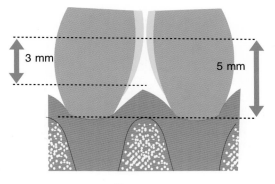

图 2.5.4

做树脂背板时，注意树脂背板接触点位置与牙龈乳头距离小于 3 mm。

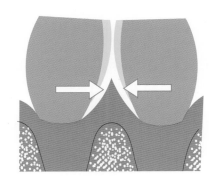

图 2.5.5

另外，修复体应对牙龈乳头有一定的水平横向压力（牙龈呈现状态为稍微发白，半小时后便恢复红润）。医嘱患者口腔卫生自洁，一般在术后 1～3 天便可见黑三角区牙龈恢复丰满，部分病例是 1～3 个月，甚至 6 个月以上。

2.5.2 树脂缝隙关闭分类

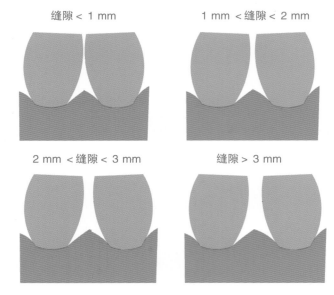

缝隙 < 1 mm

1 mm <缝隙< 2 mm

2 mm <缝隙< 3 mm

缝隙 > 3 mm

缝隙宽度示意图。

图 2.5.6

笔者根据缝隙宽度，将树脂缝隙关闭病例分成 4 类：

（1）缝隙 < 1 mm

①建议行单侧树脂修复，不足 1 mm 的缝隙应尽量进行医患沟通，使患者同意至少磨出足够 1 mm 的间隙，以保证单侧树脂修复体的厚度。缺点是修复后患牙长宽比例失调，美观欠佳。

②若患者对美观的意愿较强，愿意接受磨牙，可根据口内实际情况观察确认磨除牙体，使缝隙宽度足够 2 mm，双侧树脂修复的形态会更好。

③树脂颜色一般选择单一牙体色即可，但应根据口内实际情况做出合适的选择。

（2）1 mm <缝隙< 2 mm

①若患者做微创的意愿较强，不同意磨牙，建议行单侧树脂修复，但修复后不够美观；如选择双侧树脂修复会有一定风险，因为修复体厚度不足，修复体强度小会出现后期崩坏问题，且强行修复成双侧，充填难度大。

②若患者对美观的意愿较强，愿意接受磨牙，可根据口内实际情况磨除牙体，使缝隙宽度达到 2 mm，双侧树脂修复的形态会更好。

③树脂颜色一般选择单一牙体色即可，但应根据口内实际情况做出合适的选择。

（3）2 mm <缝隙< 3 mm

①建议行双侧树脂修复，无需磨牙，美观、耐用。

②树脂颜色一般选择单一牙体色即可，但应根据口内实际情况做出合适的选择。

（4）缝隙 > 3 mm

①建议行双侧树脂修复，无需磨牙。

②缝隙过大时，考虑到美观问题，可先拍摄口内照片，利用电脑软件模拟大致修复效果供患者参考。缝隙过大却选择完全关闭缝隙，术后患牙会显得过大，可与患者沟通减小缝隙，而不是关闭缝隙。减小缝隙的优点是患牙美观问题得到一定程度的改善，缺点是牙齿中缝依然存在。

③树脂颜色需选择牙本质树脂、牙体色树脂。若单一选择牙体色树脂，术后修复体会出现明度发灰问题。

以上都应根据口内实际情况做出合适的选择。

经验提醒：在接诊时，建议术者选择一定直径车针查看是否能通过患者的缝隙且是以缝隙最窄的区域来评估缝隙宽度，而不应只是目测。确认好缝隙的宽度后，便可依据以上笔者经验给患者提供修复建议。

2.5.3　树脂缝隙关闭修复步骤

①术前口内硅橡胶重体记录腭侧牙齿形态，待硅橡胶重体硬化后取出口外用车针打磨硅橡胶导板成形，完成硅橡胶导板制作。

②选择薄型障布，上障，障布内翻至龈沟内，用排龈线排龈。

③备洞（根据分类酌情而定）。

④红标车针打磨粗糙化术区，并进行酸蚀、冲洗、干燥、涂布粘接剂。

⑤采用硅橡胶导板法制作树脂背板。

⑥树脂直接堆塑建立 90° 肩台（也可以先制作肩台再制作树脂背板）。

⑦采用双豆瓣法充填一颗牙（注意此时豆瓣放置须高于唇面），分 2 次完成充填即可。注意充填要严密，光固化要完全。充填时因缝隙过小，制作邻面壁后空间更小，充填易出现不严密的情况，故不做邻面壁。

⑧撤掉充填好的患牙当侧豆瓣，再充填另一颗患牙。

⑨打磨成形、拆障、调𬌗、抛光。

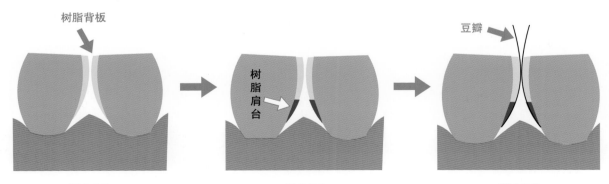

图 2.5.7　　　　　　　　　　图 2.5.8　　　　　　　　　　图 2.5.9

2.5.4 树脂缝隙关闭病例讲解 1

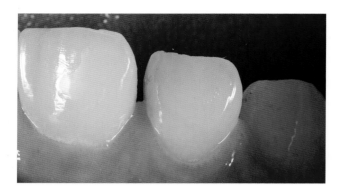

图 2.5.10

患牙 12 术前照。术前与患者沟通，因测量患牙的缝隙为 0.5 mm，需磨除患牙 12 近中 0.5 mm 的牙体，以保证树脂修复体的厚度。患者知情并同意。

术前，使用硅橡胶重体，记录腭侧牙齿形态，硬化后取出硅橡胶导板，使用 EX-21F 车针打磨硅橡胶导板，形成新的患牙 12 腭侧形态。

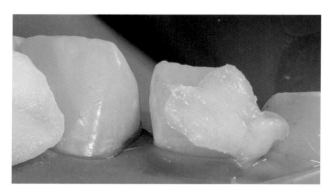

图 2.5.11

上障，注意患牙保湿。

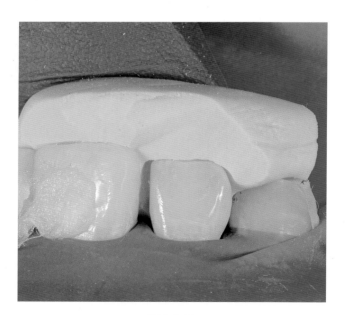

图 2.5.12

薄型橡皮障布内卷进患牙龈沟内，并使用 00# 排龈线排龈。笔者发现单纯仅排龈或仅上障无法做好隔湿，而两者的结合能有效实现患牙颈部的隔湿。

打磨完患牙 12 的近中 0.5 mm 的牙体后，患牙 12 的近中邻面依然有唇外展隙的弧度，故不需制备短斜面（此弧度已足以完成配色，否则，应当制备短斜面配色）。

粗化患牙 12 近中表层，进行酸蚀、冲洗、干燥、涂布 1 次粘接剂即可，然后光固化，开始树脂背板的制作。

就位硅橡胶导板，在口内铺树脂制作树脂背板，光固化（对于窝洞小的案例，在口内完成树脂背板的堆塑；对于窝洞大的案例，在口外完成堆塑）。

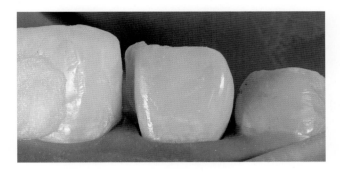

图 2.5.13

树脂背板光固化后的效果。

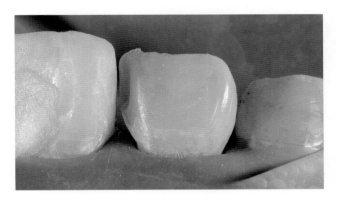

图 2.5.14

用树脂堆塑颈部的树脂肩台。

注意树脂肩台勿堆塑超出患牙唇面，否则在最后一步充填表层时，会出现树脂与树脂间的衔接线；另需注意的是树脂肩台要呈90°（正文69页会提及原因），以及堆塑的树脂肩台勿靠近排龈线。如果树脂肩台粘连到排龈线，便形成悬突，后期邻面打磨抛光也无法解决颈部边缘卡顿感的问题。

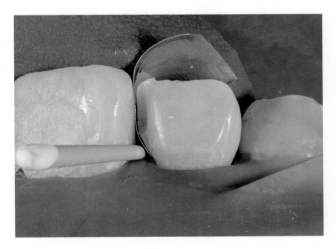

图 2.5.15

固化树脂肩台后，竖直放置豆瓣，豆瓣唇侧应略高于患牙唇面；牙胶尖充当楔子，开始充填。

因缝隙较小，易充填不严密，故不再制作树脂邻面壁（这也是为何豆瓣在缝隙关闭病例中要高于唇面的原因）。充填时，注射少量流体树脂，不固化，再分层充填牙体色树脂，每层厚度为 1.0 ～ 1.5 mm，固化 20 秒，依次分层充填完成。固化时间要足够，切勿图快，否则会导致撤出豆瓣时出现邻面的树脂并未固化的现象。

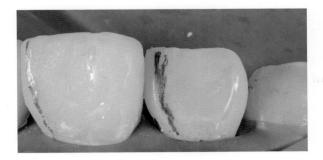

图 2.5.16

充填完成后的效果。开始打磨抛光。

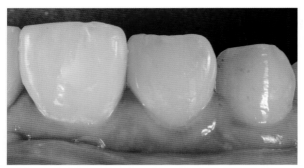

图 2.5.17

拆除橡皮障后即刻照。

经验总结：缝隙关闭与双颗Ⅳ类洞的区别在于少了树脂肩台，故修复的思路便是先恢复肩台。临床病例千变万化，不管遇到何种病例，术者都可考虑先将病例恢复至自己熟悉的病例，再继续进行患牙修复，把复杂病例简单化。

2.5.5　树脂缝隙关闭病例讲解 2

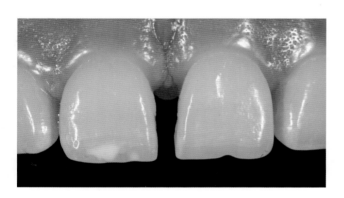

图 2.5.18

患牙 11、21 术前照。此病例的切端缝隙宽度为 1.7 mm，进行医患沟通后，术中将磨除患牙 21 近中邻面 0.3 mm 的牙体。

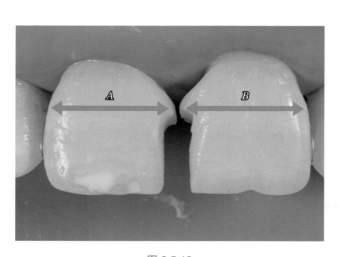

图 2.5.19

此案例当时操作思路同样是先进行树脂肩台的建立。上障后，粗化患牙 11 颈部，并进行酸蚀、冲洗、干燥、涂布粘接剂、光固化。之后开始堆塑树脂肩台，充填器由腭侧堆塑往唇侧形成肩台，并光固化。堆塑的患牙 11 树脂肩台应稍大，以便后续可打磨调整肩台大小。打磨完成患牙 11 的树脂肩台后，测量患牙 11 颈部的宽度 A，是否等于患牙 21 颈部的宽度 B。树脂背板决定牙齿的轮廓，而控制树脂背板弧度的关键是颈部肩台。控制肩台大小以控制牙齿的大小，可解决缝隙关闭的中线问题。

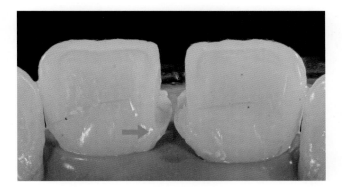

图 2.5.20

堆塑并打磨完成患牙 11 的树脂肩台后，再堆塑患牙 21 的树脂肩台。

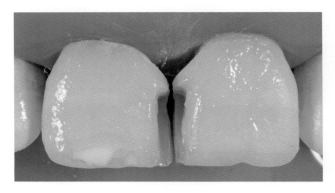

图 2.5.21

注意树脂肩台要堆塑成 90°，因为下一步制作树脂背板完成后，采用双豆瓣法充填缝隙，仅能从唇侧单向充填。

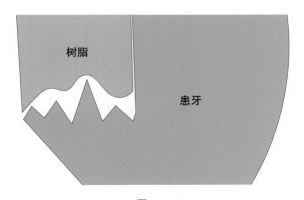

图 2.5.22

单向充填时，若树脂肩台不是 90°，或肩台不平整，易出现充填不严密的问题。

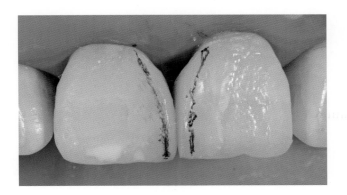

图 2.5.23

患牙 11、21 充填完成，进行打磨、调𬌗、抛光。

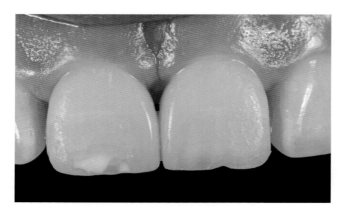

图 2.5.24

患牙 11、21 术后即刻照。

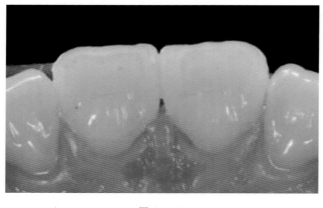

图 2.5.25

术后腭侧照。

　　此病例追踪到术后 42 个月时，修复体完好，但重新出现约 1 mm 的缝隙。对比上一病例做法，进行经验总结：先制作树脂背板再制作树脂肩台的顺序操作较简单；先制作树脂肩台后制作树脂背板的顺序操作较难。此病例使用的树脂是牙体色树脂（即通用树脂），术后颜色美观是因缝隙平分后仅为 1 mm，若大于 1 mm，建议使用牙本质树脂。

2.5.6　树脂缝隙关闭病例讲解 3

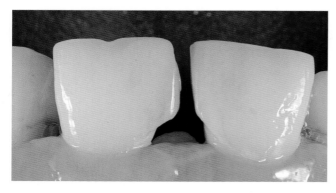

图 2.5.26

　　患牙 11、21 术前照。两患牙缝隙最窄处宽度为 3.7 mm，拍摄口内照片，电脑模拟术后效果并进行医患沟通：若完全关闭缝隙，两患牙术后会呈现牙体过大，影响美观，故考虑减小缝隙，而不是关闭缝隙。患者知情并同意。

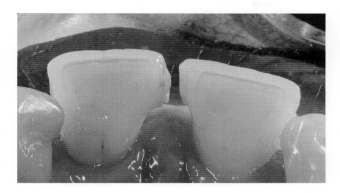

图 2.5.27

患牙 11、21 术前腭侧照。

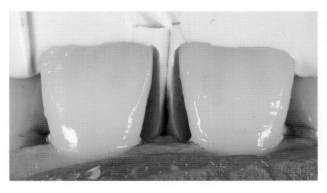

图 2.5.28

术前采用口内直接法制作硅橡胶导板，采用 EX-21F 打磨，完成硅橡胶导板的制作，就位口内检查确认中线，预判术后形态。

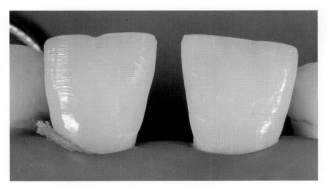

图 2.5.29

上障。

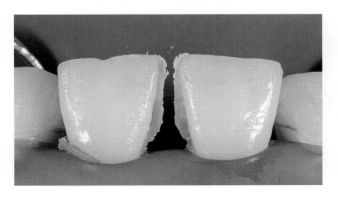

图 2.5.30

进行常规树脂修复步骤后，硅橡胶导板就位口内堆塑好树脂背板。

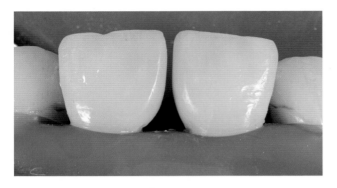

图 2.5.31

直接充填完成，无需堆塑邻面壁，依靠打磨抛光成形。

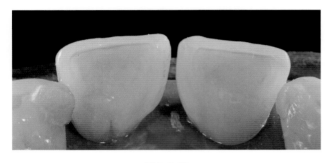

图 2.5.32

患牙 11、21 修复后腭侧照。

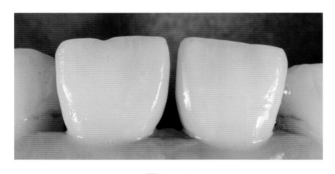

图 2.5.33

患牙 11、21 拆除橡皮障后即刻照。

此病例因缝隙较大，使用牙本质树脂、牙体色树脂才得以配色成功；较大的缝隙若单纯使用牙体色树脂，修复体术后明度会发灰。术前应对颜色进行简单评估，判断该使用何种树脂。

2.5.7 树脂缝隙关闭病例讲解 4

此病例为失败案例分享。

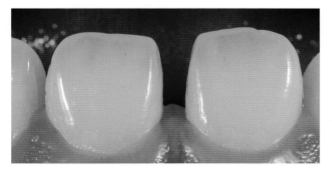

图 2.5.34

患牙 11、21 术前照。术前拍摄患者口内照片，导入电脑，考虑最佳修复方案。若时间有限，也应在口内直接进行简单术前评估：评估形态如何恢复，恢复时可能面临的问题，术后可能出现的问题等。

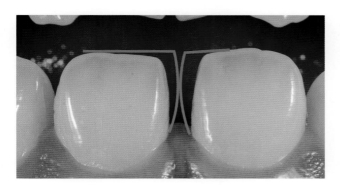

图 2.5.35

术前评估观察发现，患牙 21 的临床牙冠短于患牙 11，假设患牙 21 树脂修复切端平齐患牙 11 切端，术后可能面临的风险是患牙 21 的切端因树脂厚度不足，故强度不足，易出现崩坏。医患沟通：术后患牙 11、21 切端将出现无法平齐问题。

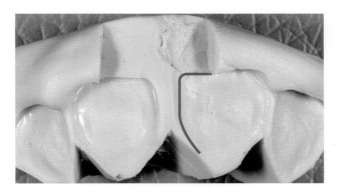

图 2.5.36

采用口内直接法制作硅橡胶导板，口外使用旧球钻或 EX-21F 打磨形成患牙腭侧形态。

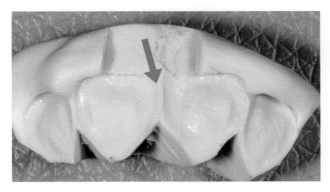

图 2.5.37

两切牙间的硅橡胶隆突（图 2.5.37 中蓝色箭头标识处），宽度为 0.3 mm。

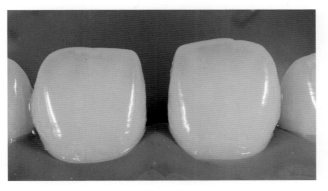

图 2.5.38

上障。

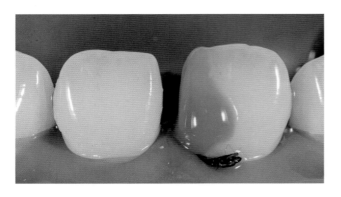

图 2.5.39

障布内翻进龈沟，排龈，粗化术区，酸蚀 15 秒，冲洗 30 秒或以上，干燥术区，涂布粘接剂 1 次，吹干亮，光固化 20 秒。

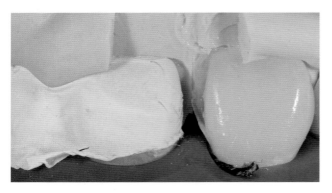

图 2.5.40

注意为患牙 21 保湿。硅橡胶导板直接就位口内，在口内直接堆塑患牙 11 的树脂背板，并光固化。

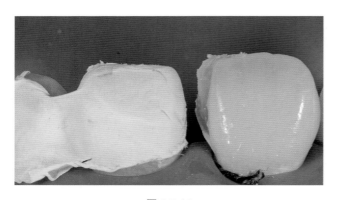

图 2.5.41

完成患牙 11 的树脂背板。此病例是先修复完成一颗患牙，再修复另一颗患牙。与双豆瓣法同时修复 2 颗前牙对比，单颗分开修复更易于掌握外形。

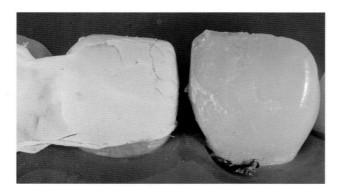

图 2.5.42

无需做邻面壁，直接完成患牙 11 的堆塑与修复，打磨形态。

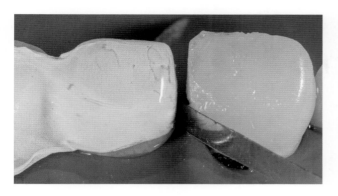

图 2.5.43

切记不要着急修复患牙 21，应先修整好患牙 11 的邻面。因为若患牙 11 的邻面有问题，则意味着中线有问题，必然会影响患牙 21 的轮廓，后续也无法通过打磨修形解决问题。

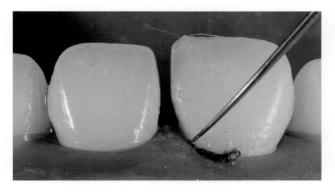

图 2.5.44

抛光好的边缘使用尖锐的器械（如探针），来回滑动检查边缘线是否存在卡顿感，若有应当继续打磨抛光。

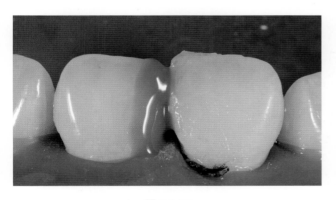

图 2.5.45

修复完成患牙 11，再进行患牙 21 的修复：粗化患牙 12 术区，酸蚀 15 秒，冲洗 30 秒或以上，干燥术区，涂布粘接剂 1 次，吹干亮，光固化 20 秒。

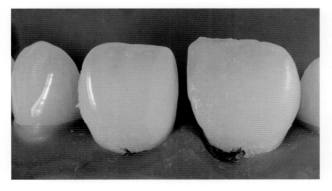

图 2.5.46

患牙 21 酸蚀后吹干应呈白垩色。

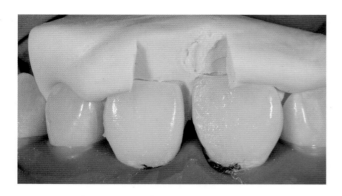

图 2.5.47

采用硅橡胶导板法于口内直接堆塑患牙 21 的树脂背板。

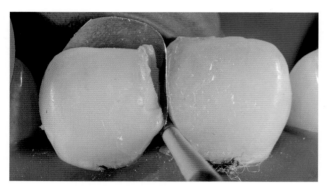

图 2.5.48

笔者此步犯了 2 个错误：颈部肩台并未堆塑成或打磨成 90°；将树脂肩台堆至唇面。错误易导致邻面充填不严密、唇面表层树脂不易扫光滑、树脂与树脂间存在衔接线和气泡等问题。

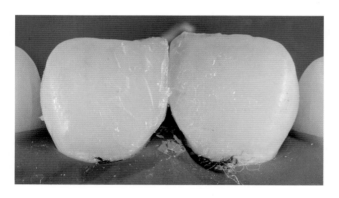

图 2.5.49

修复完成患牙 21。注意修复后患牙 11、21 间无缝隙，两切牙邻面颈部黑三角明显。

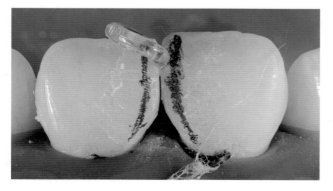

图 2.5.50

用标识笔标记边缘嵴位置，分牙，打磨抛光。

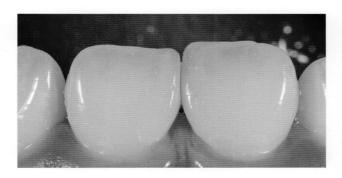

图 2.5.51

术后即刻照。

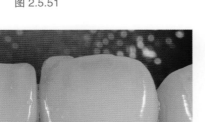

图 2.5.52

术后 1 周复诊唇面照。

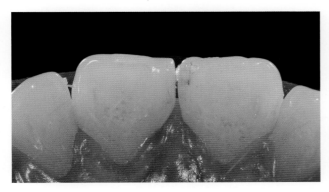

图 2.5.53

术后 1 周复诊腭侧照。发现两切牙间重新出现缝隙。病例失败原因分析：系带过低。

进行医患沟通，转诊处理系带问题，待稳定后再次重新修复。

缝隙关闭时，不管选择何种修复方式，均应术前评估可能出现的术后问题，并与患者及时沟通。

2.6 前牙错位牙的树脂修复

在临床上，常常会遇到一些需要进行树脂修复的前牙拥挤的案例，这类案例应先通过矫正排齐牙列才能更好地进行树脂修复。但有时患者会因正畸时间长、经济情况等各种因素而考虑直接进行树脂修复，又或者选择先树脂修复龋坏的牙齿再进行牙齿矫正，等等。这类龋坏的牙齿往往涉及邻面，而如何更好地修复邻面是令很多口腔医生头痛的问题。本节将重点介绍分享前牙错位牙树脂修复病例中框架建立与树脂充填的方法与经验。

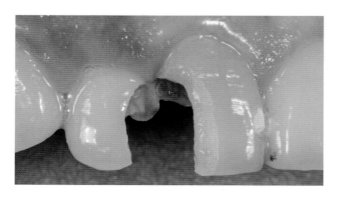

图 2.6.1

患牙 11、12 术前照。错位牙树脂修复的思路：先修复完成位于腭侧的患牙，再修复位于唇侧的患牙。

此类病例应建议患者先进行正畸治疗，矫正结束后二次修复以建立良好的接触区。

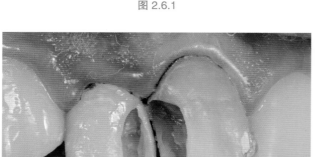

图 2.6.2

同时修复患牙 11、12 的树脂背板，再修复患牙 12 的邻面壁，充填完成患牙 12，打磨抛光后，再开始修复患牙 11。对于错位牙病例，笔者习惯使用蜡片法做树脂背板。

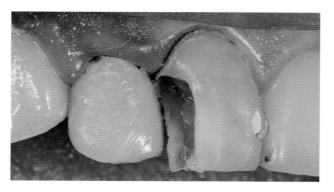

图 2.6.3

患牙 11 重新恢复粘接。

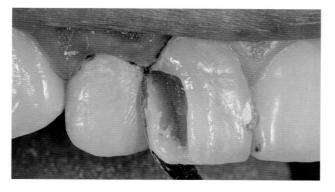

图 2.6.4

错位牙的框架建立思路是一截一截恢复邻面壁，像建筑浇筑柱子一样。如图 2.6.4 所示，使用豆瓣辅助建立第一截邻面壁。

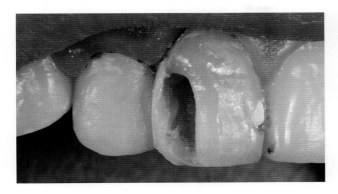

图 2.6.5

固化第一截邻面壁后，再次使用豆瓣围绕着患牙颈部建立第二截邻面壁，光固化。

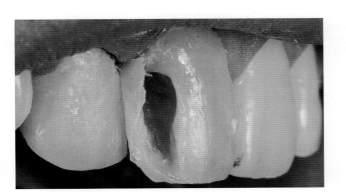

图 2.6.6

第二截树脂邻面壁固化后的效果。

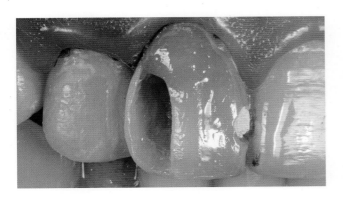

图 2.6.7

若初步建立的框架比较粗糙，会影响到后期充填，可在框架建立这一步骤打磨修整。打磨后应再次恢复粘接。

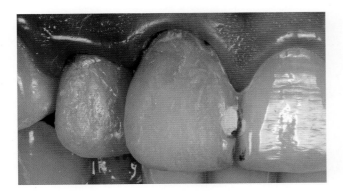

图 2.6.8

框架完成后，充填变得简单。

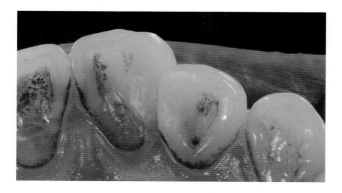

图 2.6.9

患牙 11、12 术后腭侧即刻照。

采用蜡片法修复的腭侧需通过打磨形成牙齿形态。

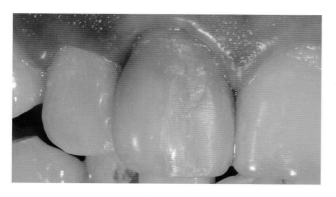

图 2.6.10

患牙 11、12 术后唇面即刻照。错位牙树脂修复方法可用于正畸前的暂时外形恢复，矫正结束后应重新修复。若患者不接受正畸，叮嘱患者做好口腔卫生，定期复查。

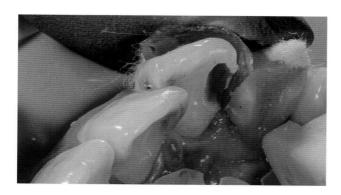

图 2.6.11

临床上若遇到腭侧 III 类洞，邻面龋坏且龋坏至唇侧外展隙，可参考图 2.6.11 方法建立邻面壁，此方法需要两人配合。充填完成腭侧后，在唇侧修复体边缘线处重新预备短斜面配色。

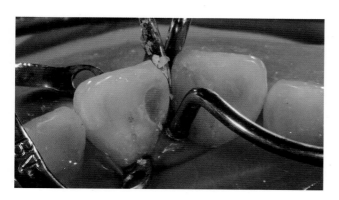

图 2.6.12

单人操作时，可参考图 2.6.12 使用豆瓣、成形环辅助建立邻面壁。若唇侧的龋坏范围较大，则应制备成 IV 类洞修复。

2.7　前牙邻面浅龋的树脂修复

　　前牙区常见邻面着色，使用抛光条抛光无法去除，实质为龋坏的情况。因龋洞在邻面且较小，术者会担心损伤邻牙以及术后很难抛光修复体边缘等问题，无法很好地处理这类病例。接下来笔者将详细介绍这类病例的修复方法。

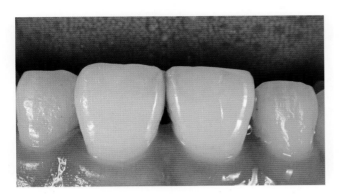

图 2.7.1

患牙 11、12、21、22 术前照。将采用树脂修复患牙 11 近中和远中邻面、患牙 12 近中邻面、患牙 21 近中和远中邻面、患牙 22 近中。

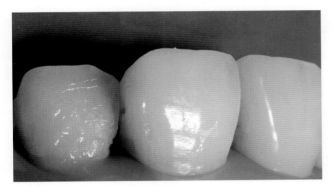

图 2.7.2

患牙 21 术前照，其远中邻面龋坏。

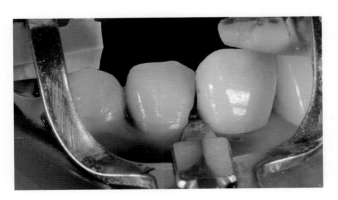

图 2.7.3

使用金属分牙器分牙，在这一步骤操作中，术者需小心谨慎，勿盲目拧分牙器，避免因患牙根尖过尖过细出现断裂情况。

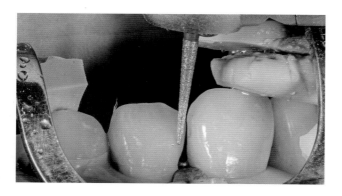

图 2.7.4

窝洞使用细小钻针（如 BR-49、TR-11F、儿童车针等）去腐，洞缘使用抛光条抛光。

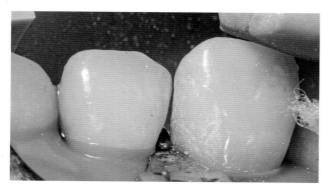

图 2.7.5

制备完成窝洞后，按树脂修复步骤完成充填即可。如图 2.7.5 所示，修复完成患牙 21 远中邻面。

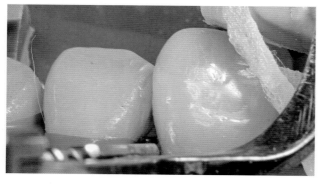

图 2.7.6

患牙 22 术前照，其近中邻面龋坏。

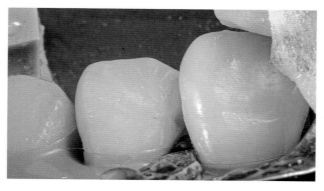

图 2.7.7

分牙后使用 BR-49 去腐。分牙后再去腐，无须担心伤害邻牙。

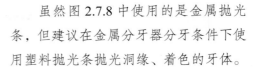

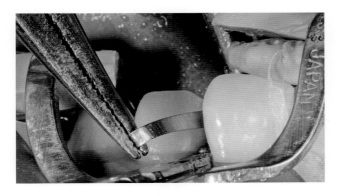

图 2.7.8

虽然图 2.7.8 中使用的是金属抛光条，但建议在金属分牙器分牙条件下使用塑料抛光条抛光洞缘、着色的牙体。

因分牙器阻挡不便操作，常用两持针钳夹持塑料抛光条进行邻面抛光工作，若使用金属抛光条易出现折断情况。

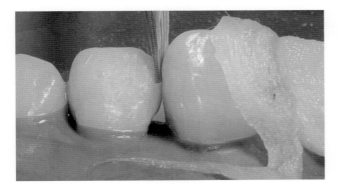

图 2.7.9

充填完成后，即刻完成切 1/3 至中 1/3 的抛光。削一根扁平的楔子楔进切外展隙，移走分牙器，便可完成颈部 1/3 的抛光。

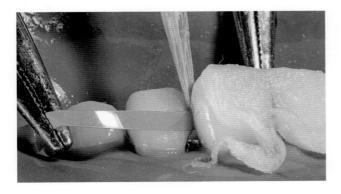

图 2.7.10

如图 2.7.10 所示，使用两持针钳夹持塑料抛光条对患牙 21、22 邻面颈 1/3 处进行抛光。

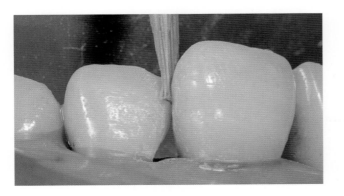

图 2.7.11

抛光完成后，用探针尖锐部分在修复体边缘探查有无边缘卡顿感，避免日后边缘着色继发龋坏。

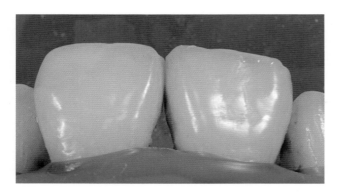

图 2.7.12

患牙 11、21 术前照。

接下来开始修复患牙 11、21 近中邻面。

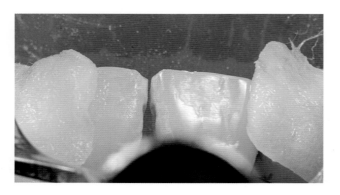

图 2.7.13

使用金属分牙器分牙，细心去腐，使用抛光条抛光洞缘。

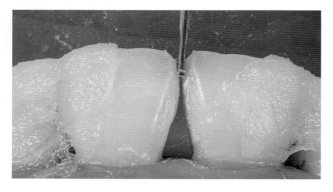

图 2.7.14

备洞后即按树脂修复步骤完成充填。

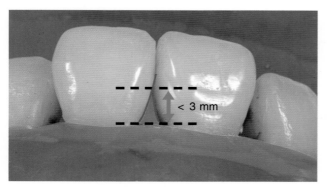

图 2.7.15

注意图 2.7.15 和图 2.7.14 的区别。患者常因两中切牙颈部黑三角，无法自信微笑，要求修复。笔者在分牙条件下，直接用树脂堆塑颈部，打磨抛光完成。堆塑和抛光时，注意接触区距牙龈乳头处距离小于 3 mm。一般术后 2～3 天，颈部三角区牙龈便会恢复丰满，可避免出现黑三角问题。

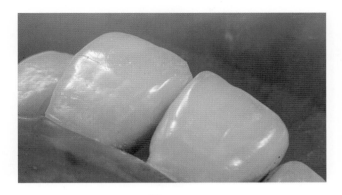

图 2.7.16

患牙 11、21 近中树脂修复后的唇侧右侧面特写照。

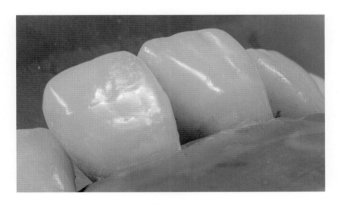

图 2.7.17

患牙 11、21 近中树脂修复后的唇侧左侧面特写照。

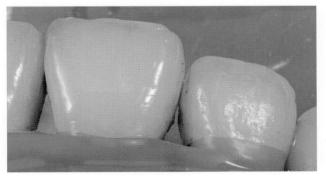

图 2.7.18

患牙 12 邻面洞术前照。

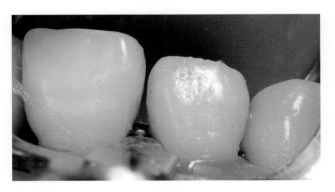

图 2.7.19

使用金属分牙器分牙。

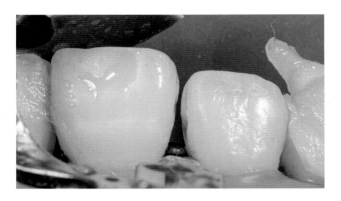

图 2.7.20

使用 BR-49 为患牙 12 近中邻面、患牙 11 远中邻面去腐。

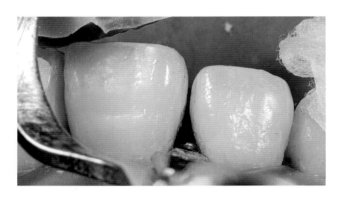

图 2.7.21

使用美学充填器充填。常规的普通充填器较厚，此病例需使用较薄的充填器充填。

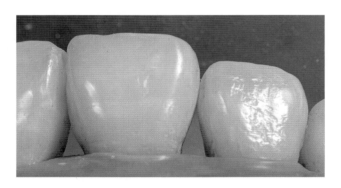

图 2.7.22

患牙 11、12 完成充填后即刻照。笔者本想修复黑三角，可惜当时已是凌晨 2 点，患者也很累，就没有再次修复。

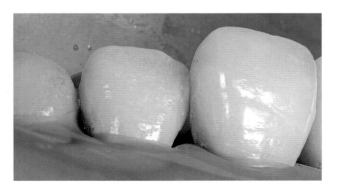

图 2.7.23

患牙 22 近中邻面、患牙 21 远中邻面术后照。

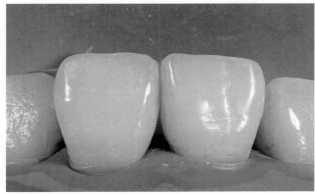

图 2.7.24

患牙 11、21 近中邻面术后照。

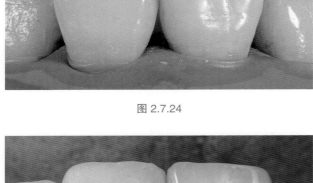

图 2.7.25

患牙 11、21 拆除橡皮障后即刻照。

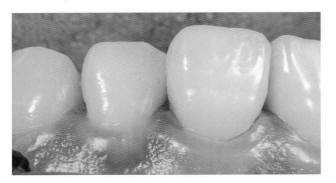

图 2.7.26

患牙 21、22 拆除橡皮障后即刻照。

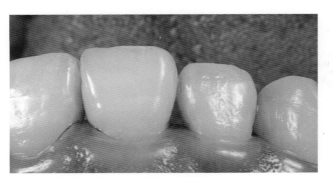

图 2.7.27

患牙 11、12 拆除橡皮障后即刻照。

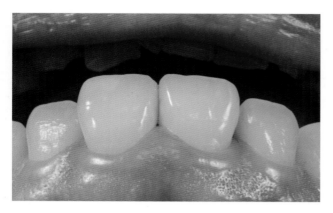

图 2.7.28

患牙 11、21 次日复诊照。

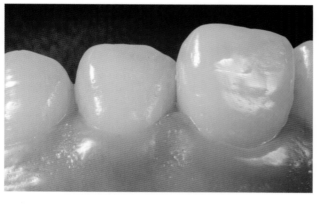

图 2.7.29

患牙 21、22 次日复诊照。

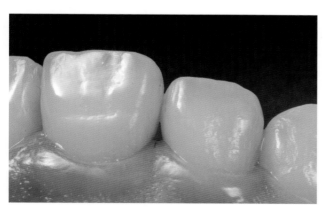

图 2.7.30

患牙 11、12 次日复诊照。

本章小结：本章介绍的各种病例的修复步骤，实际都是遵循一个原则，想方设法先建立树脂框架。临床病例千变万化，以外形为导向构建树脂框架然后再充填，可以不变应万变。

3 充填配色

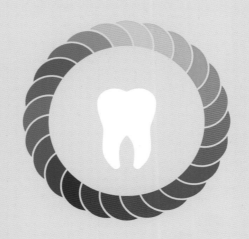

以仿真为导向的涂鸦

　　前牙树脂修复流程，控制了术后敏感问题，建立了树脂框架，下一步便是充填配色。

　　本章将详细分享配色所需的树脂材料及其性能、前牙备洞、颜色基本理论及其运用、配色注意事项等内容。

3.1 树脂材料

市场在售的树脂材料多种多样，标号不一，术者应该如何选择？如何使用？笔者认为，在每一种树脂应用前，术者都应先仔细阅读树脂说明书，取出部分树脂固化后观察其特性，以便根据实际情况更合理地运用。本节将主要介绍各类树脂特点及其使用方法。

3.1.1 牙体色树脂

牙体色树脂，也称通用树脂。仅有 A1、A2、A3、A4 标识的树脂，一般默认为牙体色树脂，常用代号"B"跟于数字后表示，如 A1B 为橘红色系列 1 号牙体色树脂。

牙体色树脂多用于后牙或美学要求不高的前牙病例。

① A1/A2/A3 中数字前的"A"指橘红色系列树脂。

② B1/B2/B3 中数字前的"B"指橘黄色系列树脂。

③ C1/C2/C3 中数字前的"C"指棕灰色系列树脂。

④ D1/D2/D3 中数字前的"D"指棕色系列树脂。

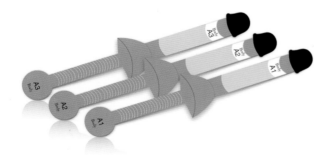

牙体色树脂示例图。

图 3.1.1

牙体色树脂运用在前牙唇腭侧穿通病例时易出现修复体发灰的现象。

牙体色树脂有一定的透明度，光线充足时修复体呈现的颜色，肉眼感觉与患牙一致；自然光弱时，光线穿透修复体至口内，光线没有反射回眼睛，眼见现象为修复体发灰。

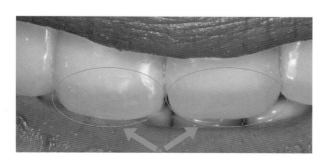

腭侧穿通病例，术后修复体明度发灰。

图 3.1.2

3.1.2 牙釉质树脂

牙釉质树脂，常在树脂标签中相应找到"Enamel"标识，简写为"E"，如A1E表示为橘红色系列1号牙釉质树脂。

牙釉质树脂有透明度，多数品牌的牙釉质树脂透明度比牙体色树脂高，硬度比牙本质树脂高；不同品牌的牙釉质树脂透明度不一样。

多数品牌的牙釉质树脂属半透明性质，多用于釉质层，比如树脂背板、邻面壁、唇面表层等。修复体因有牙釉质树脂而表现出层次感，美观自然。笔者有时也将其应用于改变明度，比如死髓牙，明度较低，应使用牙釉质树脂或透明树脂降低修复体明度，方能匹配颜色。临床中需注意有些品牌的牙釉质树脂堆塑越多越白，术者应具体观察并了解其特性。

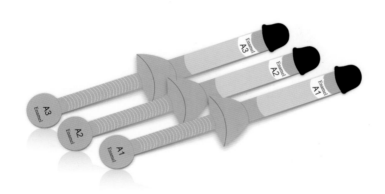

牙釉质树脂示例图。

图 3.1.3

3.1.3 牙本质树脂

牙本质树脂，常在树脂标签中相应找到"Dentin"标识，简写为"D"，如A1D表示为橘红色系列1号的牙本质树脂。

牙本质树脂透明度低。多数品牌的牙本质树脂透明度比牙体色树脂低，硬度比牙釉质树脂低；不同品牌的牙本质树脂透明度不一样，有些品牌的牙本质树脂不透明，优点是遮色效果好，缺点是配色难；有些品牌的牙本质树脂也有透明性质，优点是易配色，缺点是修复体明度发灰。术者应熟悉所拥有树脂的透明性质。

牙本质树脂多用于牙本质层。当术者发现使用牙本质树脂修复过程中，修复体有发灰现象时，应于术中即刻使用白色树脂改变其明度。使用白色树脂后修复体会偏白，再使用常规树脂如A3D、A4D进行颜色匹配即可。

有些品牌牙本质树脂并不使用"D"命名，有时用字母"O"，"O"是遮色的意思，如O1指遮色树脂系列1号。

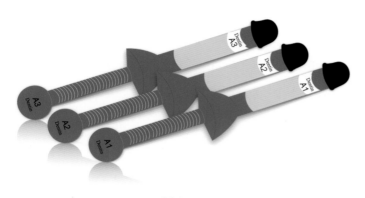

牙本质树脂示例图。

图 3.1.4

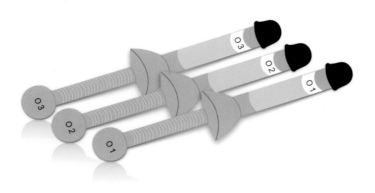

用字母"O"命名的牙本质树脂示例图。

图 3.1.5

3.1.4　透明树脂

透明树脂，常在树脂标签中相应找到"Translucent"标识，简写为"T"。有些品牌的透明树脂用"I""Lti"字母标识，也有用"OBN""BT""CT""AT"分别表示"蓝透""蓝透""全透""黄透"等类别的，具体应看说明书或取出部分树脂固化观察。

透明树脂透明度强，比牙釉质树脂透明，硬度比牙釉质、牙本质树脂低；不同品牌透明树脂的透明度不一样，有些品牌的透明树脂属于半透明，可用于表层；有些品牌的透明树脂全透明，用于模拟切端乳光现象。术者应熟悉所拥有树脂的透明度。

注意透明树脂的硬度较低，使用过多会导致修复体出现易咬崩的情况。

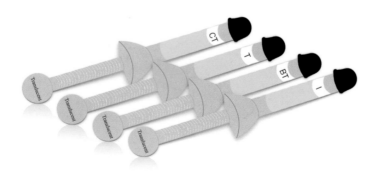

透明树脂示例图。

图 3.1.6

3.1.5　白色树脂

白色树脂，常在树脂标签中相应找到"W""BL""XL""IWS"等标识。

不同品牌的白色树脂，白的程度不一样。术者还需注意 WE 和 WD 的区别，WE 是白色牙釉质树脂，WD 是白色牙本质树脂。WD 透明度低于 WE，且更白。

如前文图 3.1.2 所示腭侧穿通病例，其术后修复体明度发灰，是过量使用有透明性质的树脂所致，此时若使用 WE，并不能解决配色问题，而应使用 WD。

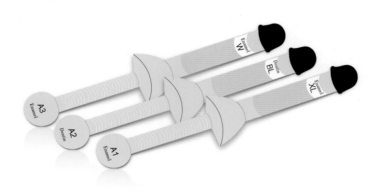

白色树脂示例图。

图 3.1.7

3.1.6　染色树脂

染色树脂有很多种颜色，笔者常用白色染色树脂和赭色染色树脂。

白色染色树脂用于模拟前牙的白斑，或制作树脂嵌体时染色牙尖嵴等。

赭色染色树脂用于模拟黄斑，或模拟裂隙特征，也可用于牙齿颈部。如楔状缺损树脂修复时，常出现颜色不匹配问题，在充填时使用赭色染色树脂便可很好地解决配色问题。

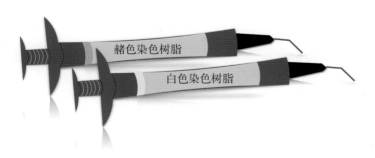

染色树脂示例图。

图 3.1.8

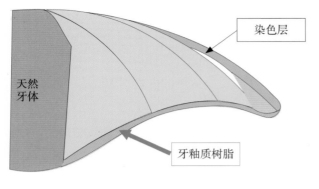

图 3.1.9

染色树脂使用示例图。

如图 3.1.9 所示，染色树脂使用在中间，表层需用一层薄薄的透明树脂或牙釉质树脂覆盖。

3.1.7 树脂材料知识总结

本节所介绍树脂材料特性总结归纳如图 3.1.10 所示。

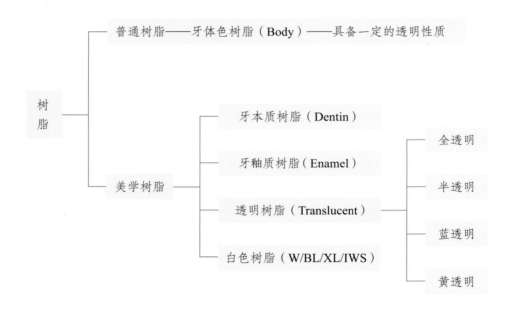

图 3.1.10

各类树脂字母代号意义总结：

B —— 通用	O —— 遮色	A 系：橘红色
E —— 釉质	T —— 透明	B 系：橘黄色
D —— 本质	I —— 切端	C 系：棕灰色
W —— 白色	BL、XL —— 漂白	D 系：棕色

各类树脂应用总结如图 3.1.11 所示。

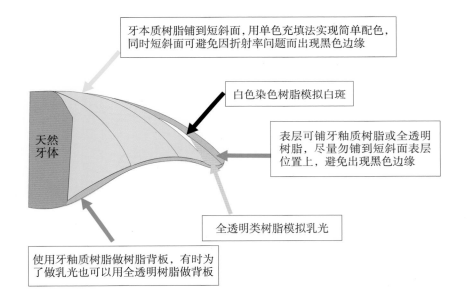

牙本质树脂铺到短斜面，用单色充填法实现简单配色，同时短斜面可避免因折射率问题而出现黑色边缘

白色染色树脂模拟白斑

表层可铺牙釉质树脂或全透明树脂，尽量勿铺到短斜面表层位置上，避免出现黑色边缘

天然牙体

全透明类树脂模拟乳光

使用牙釉质树脂做树脂背板，有时为了做乳光也可以用全透明树脂做背板

图 3.1.11

3.2 前牙备洞

开展树脂美学修复，需要美学树脂，备洞（洞型预备）也有相应的要求。本节分析并总结了备洞导致的树脂修复常见问题及其解决方案，并分享了临床中高效高质完成前牙树脂修复备洞的经验。

3.2.1 备洞导致的树脂修复常见问题

（1）修复体边缘发黑

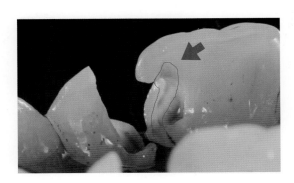

原因 1：在去腐备洞时，未清除干净釉牙本质界着色牙体。

图 3.2.1

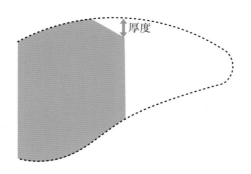

图 3.2.2

原因2：预备短斜面厚度不足，树脂无法有效遮色，或使用的树脂折射率比天然牙釉质低，导致术后修复体出现灰色边缘。

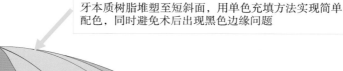

牙本质树脂堆塑至短斜面，用单色充填方法实现简单配色，同时避免术后出现黑色边缘问题

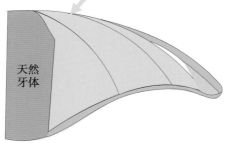

天然牙体

图 3.2.3

解决方案：如图 3.2.3 所示，使用不透明的牙本质树脂堆塑至短斜面。

（2）前牙树脂修复的唇面颈部发黑

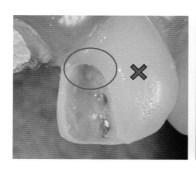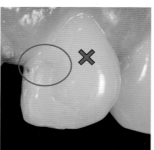

图 3.2.4

原因1：在去腐备洞时，靠近颈部位置着色牙体未完全清除。

原因2：颈部预备的短斜面厚度不足，术后无法有效遮色。

原因3：使用的树脂折射率比天然牙釉质低，导致修复体出现灰色边缘。

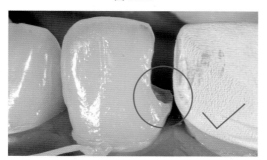

图 3.2.5

解决方案：如图 3.2.5 所示，通过橡皮障隔离术有效暴露更多龈下牙体组织，以便更好地制备颈部短斜面。

（3）树脂修复体与患牙的边缘线明显

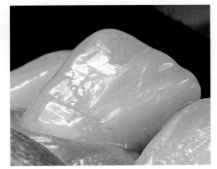

图 3.2.6

临床病例中，患牙完成树脂修复后，常会出现令人烦恼的边缘线。树脂修复体与患牙的边缘线其实分很多种，每种的原因不一样，解决方案便不一样。

树脂修复体与患牙的边缘线明显原因与解决方案见表 3.2.1。

表 3.2.1　树脂修复体与患牙的边缘线明显原因与解决方案

序次号	原因	解决方案
1	在备洞时使用蓝标或更粗的车针预备短斜面，制备的短斜面较粗糙，堆塑时树脂无法很好贴合牙体形成边缘线	可使用 TR-11F 制备短斜面，TR-11EF 和硅橡胶磨头抛光。TR-11F 较细，不易掌握，可更换成 TR-13F
2	抛光细节处理不够细致等造成的边缘线	制备的短斜面边缘不应过薄，否则在抛光时易发生边缘崩裂；抛光碎屑应避免进入缝隙，否则会形成白线
3	短斜面与患牙唇面形成线角，未进行圆钝化处理，术后表现为边缘线	可使用 TR-11F 钝化线角
4	在酸蚀步骤时，酸蚀牙釉质时超过 30 秒，釉质脱矿产生白线	注意严控酸蚀时间
5	粘接剂成膜厚度较厚，或涂布次数过多，打磨抛光时易出现边缘线；或使用过于便宜的粘接剂，术后出现的白线实为树脂与牙体脱粘接的缝隙	可使用成膜厚度薄的粘接剂，涂布粘接剂 2～3 次，每次涂布时都要吹至无波纹、吹干亮为止
6	表层树脂与短斜面衔接不良所致的边缘线	在堆塑树脂时，使用貂毛笔由树脂处刷向短斜面，使表面更光滑、更贴合，可避免表层树脂与短斜面衔接不良的边缘线
7	树脂收缩拉裂粘接层所致的边缘线	分层充填或分尖充填，可预防树脂收缩拉裂粘接层所致的边缘线
8	颜色不匹配导致的树脂与患牙颜色分界线	应制备短斜面，使其颜色逐渐过渡衔接
9	打磨抛光后修复体与天然牙釉质的光泽度不一致形成的分界线	可使用缝隙封闭剂涂布修复体，或选用纳米级树脂充填并配合树脂抛光膏进行抛光
10	打磨抛光时，未使用探针检查边缘有无卡顿感，抛光的粉末卡在边缘线	应重新使用红标车针打磨平整边缘线，再重新抛光

3.2.2　前牙树脂修复备洞

　　前牙树脂修复备洞时，前牙腭侧应制备成对接式（即不需制备短斜面），这样不仅抗力更好，而且此时腭侧对接面的釉柱方向与修复体成45°，更利于粘接。

　　唇侧的预备有短斜面和圆凹面2种方式。短斜面适用于大多数树脂，优点是易配色，缺点是边缘强度低；圆凹面优点是边缘强度高，缺点是配色难度稍大。

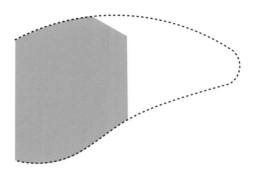

图 3.2.7

唇面短斜面示意图。

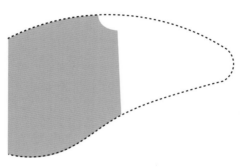

图 3.2.8

唇面圆凹面示意图。

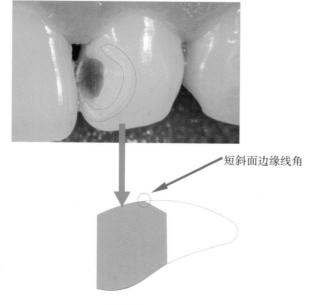

短斜面边缘线角

图 3.2.9

　　圆凹面预备常用于折射率与天然牙釉质接近的树脂，所以多数树脂都需要按短斜面预备，短斜面的预备还需要注意：使用 TR-11F 预备短斜面；边缘线角（图 3.2.9）注意用 TR-11F 打磨圆钝；TR-11EF 车针抛光；硅胶磨头抛光。

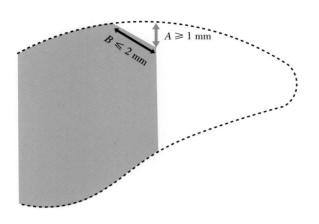

短斜面预备数据图。

图 3.2.10

前牙树脂修复备洞总结：

①腭侧 90° 对接，即不需要预备短斜面。

②釉牙本质界须清干净。

③短斜面注意预备角度，要有一定的宽度和厚度。

④短斜面的唇面线角需打磨圆钝、光滑。

⑤颈部需注意预备有足够的遮色配色空间。

3.3　颜色基本理论

备洞及制作树脂框架等流程完成后，便要开始充填、配色。如何达到颜色匹配是一个困扰着很多口腔医生的问题。

根据笔者多年临床经验总结，要达到颜色匹配，术者配色时应根据患牙情况做好 5 个方面的匹配：①明度；②饱和度；③白斑；④切端乳光；⑤个性化特征。配色时顺序：先①后②再③④⑤。即树脂堆塑配色时先观察上一步骤完成后修复体有无明度问题，若发现修复体偏灰则下一步使用白色树脂；若修复体不偏灰，则继续匹配饱和度；最后观察患牙有无白斑、有无乳光、有无个性化特征等需模拟匹配的情况。

3.3.1　明度

假设图 3.3.1 中所示长方体为临床中的修复体。

从白色到黑色，明度越来越暗、越来越灰、越来越低。

从黑色到白色，明度越来越亮、越来越白、越来越高。

学术交流用"明度暗""明度低""明度亮"等词时，常使人听后懵懂，笔者建议读者换个名词理解明度。树脂修复体出现明度问题有 2 种，即"补白了"或"补灰了"，故明度可理解为白和灰的问题。

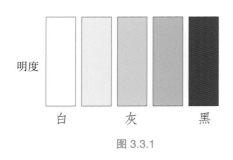

修复体明度示意图。

图 3.3.1

3.3.2 饱和度

假设图 3.3.2 中所示为临床中所用的树脂，A0 等于白色，A1 稍微黄点，A2、A3、A4 依次越来越黄。A 代表橘红色系列，A 后的数字越大树脂越黄。

修复体出现的饱和度问题有 2 种，即"补白了"或"补黄了"，故饱和度可理解为白和黄的问题。如术中使用 A4 修复体偏黄，则应往 A3、A2、A1 配色。

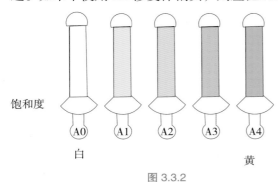

树脂饱和度示意图。

图 3.3.2

3.3.3 白斑

白斑指的是天然牙牙釉质上出现的斑点，一般为模糊不清、形状各异的各种白色着色块，呈斑点状、云雾状或带状等形状。

若患牙上有白斑，修复时却没有模拟白斑衔接，术后修复体就会比较突兀，颜色不匹配。

白斑需用白色染色树脂染在中间层，表层需覆盖一层薄薄的透明树脂或牙釉质树脂保护染色树脂。表层树脂的选择需根据患牙的口内实际情况随机应变，笔者常使用的是牙釉质树脂，有时也会使用牙本质树脂。

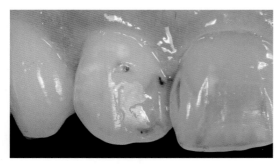

术前照。

图 3.3.3

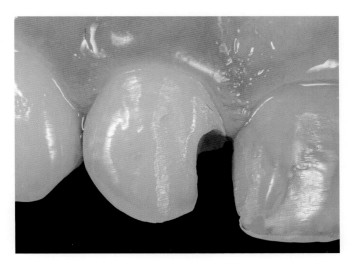

图 3.3.4

术中照。

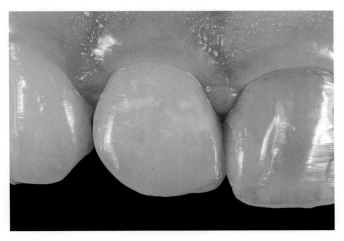

图 3.3.5

术后照。

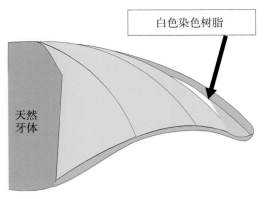

图 3.3.6

白斑模拟示意图。

3.3.4 乳光

如图 3.3.7 所示，切端处可见一黑色暗影带，有时为蓝色透明，有时为黄色透明，即为乳光。术者可使用全透明树脂模拟这一结构。

在乳光的切端处镶有一条"边"，此"边"为晕圈。术者可使用牙釉质树脂模拟晕圈。

如图 3.3.8、图 3.3.9 所示病例，两切牙近中Ⅳ类洞，笔者若在树脂修复过程中没有模拟切端乳光和晕圈衔接患牙原来的结构，术后树脂修复体看起来就像一个"补丁"。

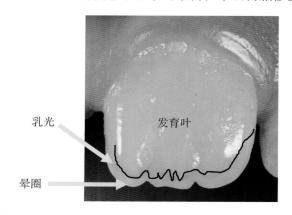

乳光与晕圈示意图。

图 3.3.7

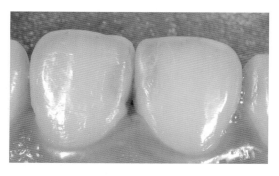

术前照。

图 3.3.8

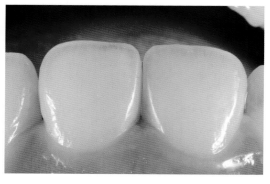

术后照。

图 3.3.9

乳光和晕圈模拟操作步骤如下：

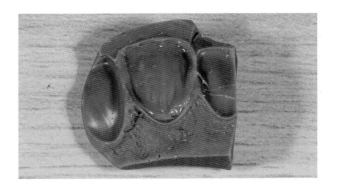

图 3.3.10

练习切端乳光，准备材料包括塑料棒（1根）、硅橡胶导板、透明树脂、牙釉质树脂、牙本质树脂。

使用透明树脂制作树脂背板。

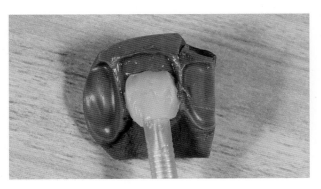

图 3.3.11

在树脂背板上堆塑牙本质树脂模拟牙本质发育叶。

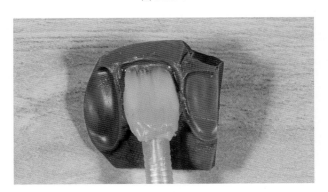

图 3.3.12

使用深色牙本质树脂模拟颈部，浅色牙本质树脂模拟切端，发育叶的指状突处可深染黄色或者使用深色牙本质树脂堆塑，以便术后更好显透出牙本质发育叶形状。

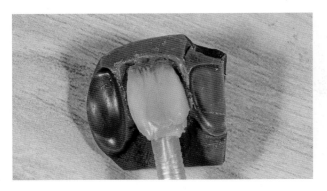

图 3.3.13

制作的硅橡胶导板留一切端弯钩，在堆塑树脂时，用牙釉质树脂铺到导板的切端弯钩，便可模拟晕圈。因其厚度不大，故使用什么颜色型号的牙釉质树脂做晕圈，颜色差别不大。

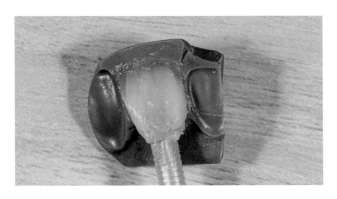

图 3.3.14

在晕圈和牙本质发育叶间预留一空槽，填上透明树脂，模拟乳光。注意不同品牌的透明树脂透明度不一样，也并非都很透明，乳光的模拟需使用透明度较高的树脂。

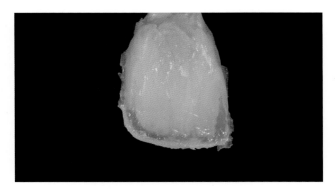

图 3.3.15

填上全透明树脂后，乳光处过于透黑。在表层仍需覆盖一层半透明性质的牙釉质树脂，以模拟天然牙若隐若现的乳光效果。

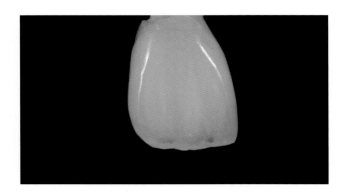

图 3.3.16

覆盖一层牙釉质树脂后的树脂牙，抛光后即刻照。

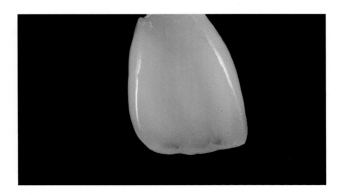

图 3.3.17

注意：乳光树脂的强度低，勿使用过量，否则会导致切端易崩。

3.3.5 个性化特征

牙齿可能会存在个性化颜色特征，如像白色或者琥珀色的横纹、釉质裂纹、有色结节或着色。术者在树脂修复时需模拟衔接患牙的个性化特征，使修复仿真效果更佳。

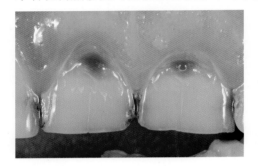

图 3.3.18

患牙 11、21 术前照。在接诊时，术前评估观察发现患牙有一裂隙，并与患者沟通征询其是否同意模拟这一现象，患者知情同意。

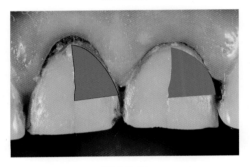

图 3.3.19

进行常规树脂修复步骤后，窝洞使用牙本质树脂配色，光固化。接着使用牙釉质树脂堆塑表层，沿着原裂隙刮除一侧牙釉质树脂，光固化。

接下来模拟患牙裂隙，此时可使用赭色染色树脂沿着树脂台阶染色，然后用粘接剂棒吸掉多余染色树脂，便可模拟出若隐若现的裂隙。

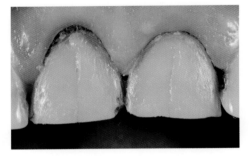

图 3.3.20

固化染色树脂后，再铺放另一侧的树脂，光固化。

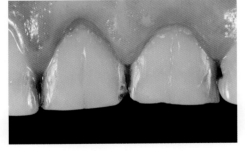

图 3.3.21

患牙 11、21 术后即刻照。若术者没有模拟衔接个性化特征，则术后修复体看起来会像"补丁"。

经验总结：临床中患牙的个性化特征各式各样，术者需自行琢磨如何利用科室现有的材料去模拟匹配，并根据患牙的明度、饱和度、白斑、乳光、个性化特征等具体情况具体分析匹配颜色。

3.4　颜色理论的临床运用

了解了颜色基本理论，本节将通过一个临床病例详细分享如何运用颜色理论。

临床实践中，术者常较难匹配死髓牙病例的患牙颜色。在此建议进行树脂修复前，术者先根据颜色理论做一个简单的颜色评估。以图 3.4.1 所示病例为例：

①患牙 22 明度灰，故考虑使用透明类或半透明类树脂，匹配明度。

②患牙 22 偏黄，故选择 A3 或 A3 以上型号的树脂。

③邻牙存在白斑，故患牙 22 术中应模拟白斑。

④邻牙切端存在乳光，故患牙 22 切端需用全透明类树脂模拟乳光。

⑤患牙无个性化特征，术中无需进行个性化特征模拟。

故此病例配色仅需注意匹配 4 个方面，便可使配色接近患牙。

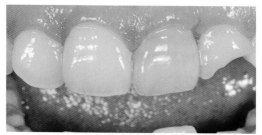

图 3.4.1

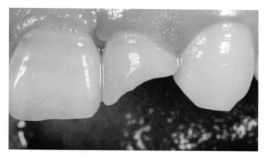

图 3.4.2

患牙 22 术前照。患牙 22 已完成根管治疗。

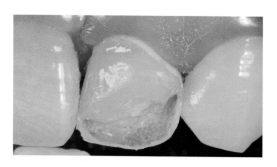

图 3.4.3

因患牙 22 缺损大，选择硅橡胶导板法制作树脂框架。

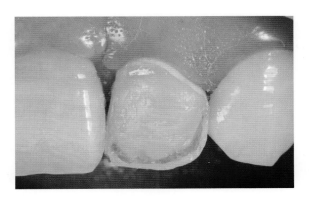

A4 色牙本质树脂模拟牙本质发育叶，牙釉质树脂堆塑晕圈，在切端预留 0.8 mm 空槽充填全透明类的树脂模拟乳光。

图 3.4.4

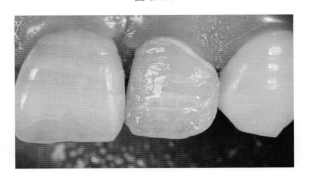

充填透明树脂模拟乳光后照片。因透明树脂降低明度，修复体颜色便与患牙衔接。使用白色染色树脂模拟白色横纹。

图 3.4.5

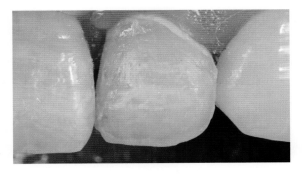

在表层铺牙釉质树脂保护染色树脂，同时牙釉质树脂是半透明性质，也可降低明度，匹配患牙颜色。

图 3.4.6

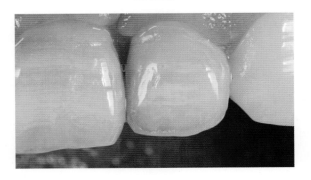

患牙 22 抛光后即刻照。

图 3.4.7

颜色理论的临床运用，可用于术前对患牙分析，也可用于配色失败病例分析。术者若配色失败，应根据所拍术前、术中、术后照片，进行前后对比，并结合颜色理论分析是哪一个步骤出的问题，注意总结经验教训。

3.5 配色注意事项

术者在熟知颜色基本理论并能熟练运用后，在配色过程中还应注意以下事项：

①拍摄良好的术前照，以便必要时参考。

②注意在白色光源下或靠近窗户的诊室自然光下配色。

③配色时要保证光线充足。

④不开牙椅的灯。部分牙椅的灯是 LED 灯，光源太靠近术区，光线较强，易导致眼睛对颜色的分辨失真，故不建议开。

⑤注意减缓牙釉质脱水。患牙开始隔湿，便开始脱水，牙釉质和牙本质逐渐开始呈现不透明的白色。牙齿脱水在 30 ～ 45 分钟达到峰值，需要 24 ～ 48 小时补水才可以完全恢复，因此，术者在操作过程中应注意对患牙保湿。

3.5.1 术前思考防脱水策略

本节将详细分享减缓牙釉质脱水的策略。如图 3.5.1 所示，为 4 颗前牙龋坏病例，此病例重点从提高配色成功率考虑防脱水策略。

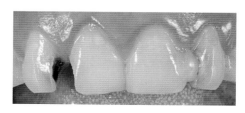

前牙龋坏病例照。

图 3.5.1

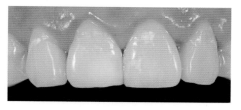

术后照。

图 3.5.2

①可建议患者当日先修复一侧 2 颗患牙，次日再修复另一侧的 2 颗患牙。如此排序的优点是当日修复的牙齿，次日复诊若发现颜色不匹配可进行修改，且为另一侧患牙的修复配色提供参考。

②注意术中保湿。比如当日先修复患牙 11、12，那么笔者会考虑先修复患牙 11，同时用湿棉花覆盖患牙 12，以减缓患牙 12 的脱水。如此排序的优点是一般患者都是正面躺着，先修复患牙 11，患牙 12 覆盖的湿棉花水分不会流向患牙 11，不影响患牙 11 的树脂修复。患牙 11 修复完成后，患牙 12 仍有机会进行配色。

③若患者复诊不便，欲当日完成4颗前牙的修复，则修复其中某颗患牙时，应用湿棉花覆盖余下患牙。此病例患牙修复顺序建议考虑11→12→21→22。

④未修复的患牙涂布粘接剂，光固化，减缓患牙脱水。

以上思量，术者应在术前评估这一步骤时做好权衡。临床病例千变万化，有时需以形态作第一考虑，有时需以颜色作第一考虑，有时两者需要平衡。

3.5.2 术中防脱水的策略

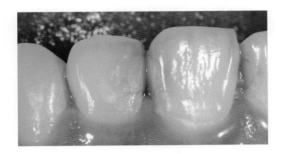

图 3.5.3

患牙21、22术前照。将对患牙21远中邻面、22近中邻面进行树脂修复。

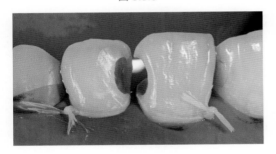

图 3.5.4

患牙21、22去腐、备洞完成。

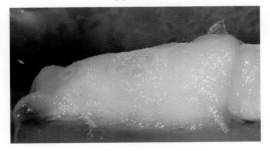

图 3.5.5

术者须在术前提醒助手，术中如有需要，注意用湿棉花覆盖在患牙唇面进行保湿。若患牙已酸蚀完成，需保湿时，应注意更换新的棉花，避免旧棉花因蘸有唾液污染酸蚀后的牙体。

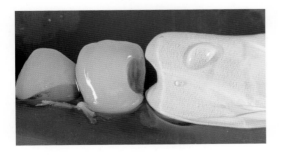

图 3.5.6

对患牙22进行酸蚀、冲洗，下一步使用改装后的强吸设备吸干患牙22。不使用气枪吹，避免患牙22因窝洞过干而出现术后敏感和患牙21风干脱水问题。

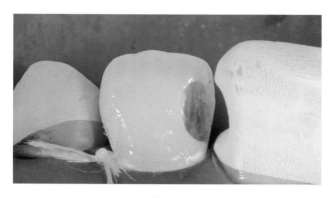

图 3.5.7

患牙 22 干燥窝洞后，涂布粘接剂 2 次。先涂患牙 22 窝洞的牙本质层，而后是短斜面，最后是患牙 22 整个唇面。整个患牙唇面涂布粘接剂且光固化能减缓患牙脱水速度。此时患牙 21 唇面也可涂布粘接剂减缓脱水。

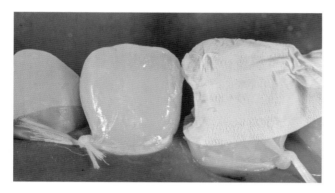

图 3.5.8

患牙 22 涂布粘接剂后，流体树脂衬洞牙本质层，快速充填完成。

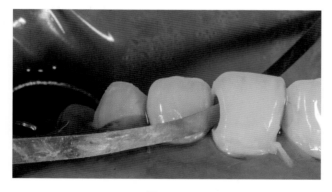

图 3.5.9

患牙 22 打磨修整近中邻面，时刻注意保湿。观察到患牙 21 仍存在切端乳光现象，可继续进行患牙 21 的树脂修复。

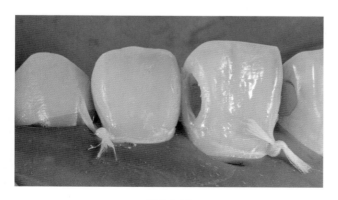

图 3.5.10

患牙 21 按序进行酸蚀，冲洗，干燥，涂布粘接剂，流体树脂衬洞牙本质层，建立树脂框架。

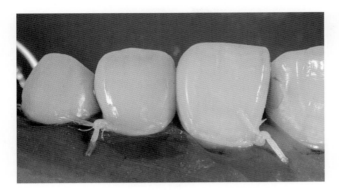

图 3.5.11

患牙 21 完成充填。抛光时也应注意保湿。

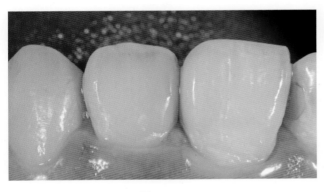

图 3.5.12

患牙 21、22 术后即刻照。

经验总结：

①术前应确定好牙位修复顺序，可分批次修复，切不可盲目打磨窝洞，不同的修复顺序会导致不一样的修复结果，修复速度也不一样。

②术前注意观察有无乳光、白斑，判断脱水情况。

③术中时刻注意为患牙保湿，患牙唇腭侧可涂粘接剂固化以减缓脱水速度，注意粘接剂勿使用过量，若因过量导致粘接剂流至邻牙或牙龈，术后应抛光处理或清除。

④加强日常训练，缩短从涂粘接剂到充填结束各步骤的操作时间。笔者一般建议时间分配为涂布粘接剂 2～3 分钟，树脂框架建立 3～5 分钟，充填 5～10 分钟，总时间应控制在 10～20 分钟。

⑤术前术后的对比照，以及术后观察牙齿有无明显脱水现象，即可预判配色是否准确。

⑥医嘱患者 2 天后复诊，若颜色不匹配，可再次修改。

3.6 分层充填

了解了配色注意事项后，还需要了解充填过程。本节将通过牙模操作演示对分层充填进行详细介绍。

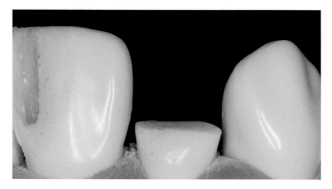

图 3.6.1

患牙12术前照。将对患牙12进行树脂修复，模拟演示患牙12建立树脂框架后的分层充填操作。

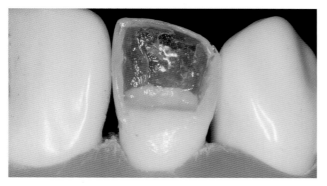

图 3.6.2

患牙12完成树脂框架制作。

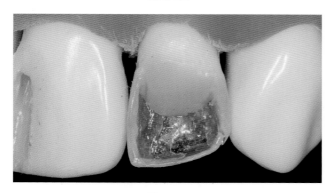

图 3.6.3

开始对患牙12进行树脂充填操作。在患牙12的树脂框架内，使用牙本质树脂进行第一层充填。

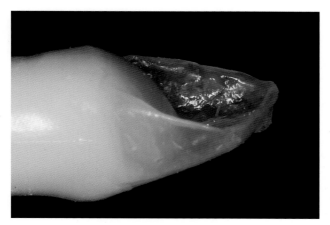

图 3.6.4

充填完成第一层树脂，将患牙12从模型上拆出，充填后效果如图3.6.4所示。

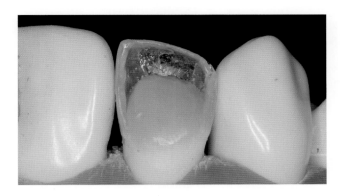

图 3.6.5

根据窝洞大小进行多层次的分层充填。

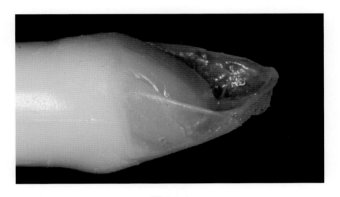

图 3.6.6

充填完成第二层树脂，将患牙 12 从模型上拆出，充填后效果如图 3.6.6 所示。

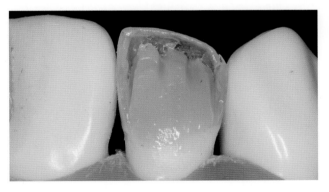

图 3.6.7

若患牙存在乳光，牙本质树脂堆塑应模拟牙本质发育叶的指状突，且在切端预留空间充填全透明树脂。

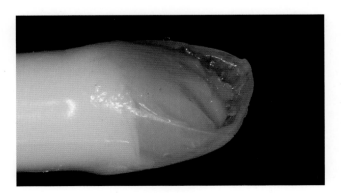

图 3.6.8

充填完成第三层树脂，将患牙 12 从模型上拆出，充填后效果如图 3.6.8 所示。

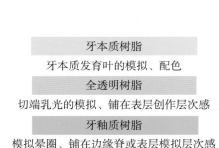

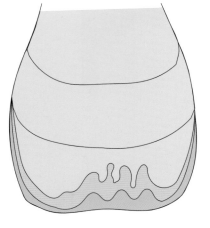

牙本质树脂
牙本质发育叶的模拟、配色
全透明树脂
切端乳光的模拟、铺在表层创作层次感
牙釉质树脂
模拟晕圈、铺在边缘脊或表层模拟层次感

各层次树脂材料使用示意图。

图 3.6.9

分层充填示意图请参考"3.1.7 树脂材料知识总结"的图 3.1.11。

3.7 各类洞型配色

在"2 框架"章节中分享的病例多是从唇面充填，但临床上也会遇到Ⅲ类洞需要从腭侧入路充填的病例。此类临床病例中，术者有时会困惑唇面剩余的薄薄一层釉质层该不该保留，以及充填完成后，常会遇到唇面可见清晰的修复体边界线或修复体区域呈灰色等问题。为帮助解惑，本节将通过分享Ⅲ类洞腭侧入路充填方案和几个Ⅲ类、Ⅳ类洞临床病例进行讲解。

3.7.1 Ⅲ类洞腭侧入路充填方案

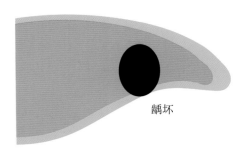

龋坏

从腭侧入路去腐完成后，龋坏终止在牙本质层内时，唇侧牙体可以保留。

图 3.7.1

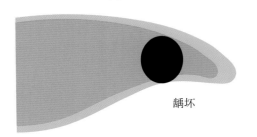

龋坏

从腭侧入路去腐完成后，龋坏终止在釉牙本质界时，唇侧剩余的釉质层厚度在 1 mm 以上，可以考虑保留唇侧的釉质层。

图 3.7.2

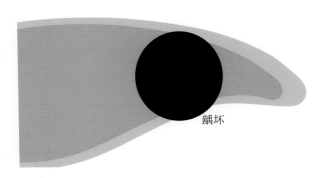

图 3.7.3

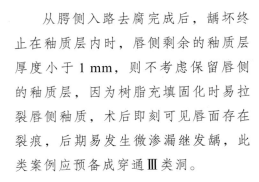

从腭侧入路去腐完成后，龋坏终止在釉质层内时，唇侧剩余的釉质层厚度小于 1 mm，则不考虑保留唇侧的釉质层，因为树脂充填固化时易拉裂唇侧釉质，术后即刻可见唇面存在裂痕，后期易发生微渗漏继发龋，此类案例应预备成穿通Ⅲ类洞。

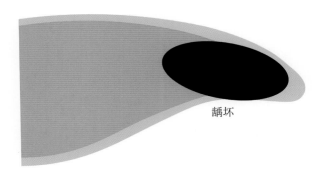

图 3.7.4

唇侧观便明显可见龋坏累及切角，去腐后患牙切端无牙本质支持，建议考虑备洞成Ⅳ类洞。

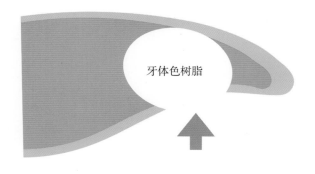

图 3.7.5

从腭侧使用牙体色树脂充填完成后，唇侧观修复体区域呈暗影。这是因为天然牙釉质是半透明特性，牙体色树脂也是半透明特性，两者皆透而导致修复区域发灰。

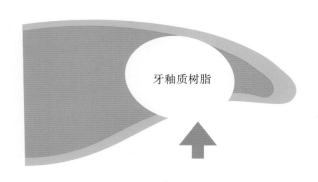

图 3.7.6

从腭侧使用牙釉质树脂充填后也呈暗影，同样是因天然牙釉质是半透明特性，牙釉质树脂也是半透明特性，两者皆透而导致修复区域发灰。

不同品牌牙本质树脂的透明度不一样。

部分品牌的牙本质树脂遮色效果好，具有不透明特性，但无颜色渐变过渡效果。若此类牙本质树脂充填完成本病例后，在唇侧即刻可见修复区域明显呈"补丁"现象。

部分品牌的牙本质树脂有一定透明特性，虽有颜色渐变过渡效果，但在充填完成此类案例后，在唇侧即刻可见修复区域明显呈暗影。

经不断摸索总结，最佳方案是先充填一层薄薄的牙釉质树脂在窝洞内，再使用不透明的牙本质树脂充填，便可解决修复体唇腭侧边缘线明显和修复区域呈暗影问题。

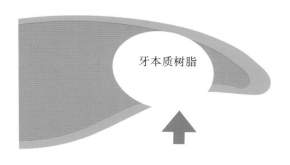

图 3.7.7

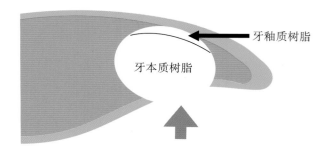

图 3.7.8

3.7.2　Ⅲ类洞腭侧入路充填病例讲解 1

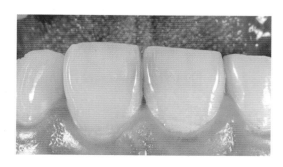

图 3.7.9

患牙 11 术前照。将对患牙 11 近中邻面进行树脂修复。

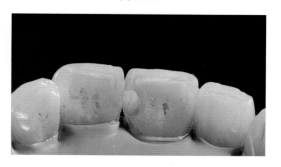

图 3.7.10

患牙 11 去腐完成后，唇侧仍有薄薄一层牙本质支持，故考虑保留唇侧的牙釉质层，计划从腭侧充填。

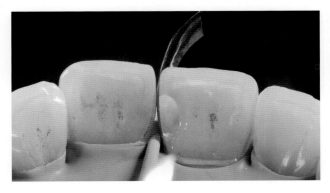

图 3.7.11

患牙 11 唇侧未丢失，似已有树脂背板，使用豆瓣竖直放置制作邻面壁。

注意：唇侧充填的案例，制作邻面壁时，豆瓣大弯侧在唇侧；腭侧充填的案例，制作邻面壁时，豆瓣大弯侧放置在患牙腭侧，且 0620# 牙胶尖从腭侧楔入。

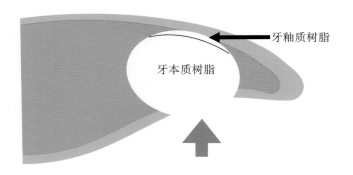

图 3.7.12

牙釉质树脂恢复邻面壁后，窝洞内使用牙釉质树脂充填厚度约 0.5 mm，光固化，再用不透明牙本质树脂或稍比患牙白的牙本质树脂充填。

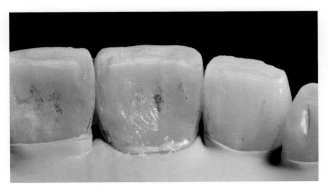

图 3.7.13

患牙 11 修复后的腭侧即刻照。

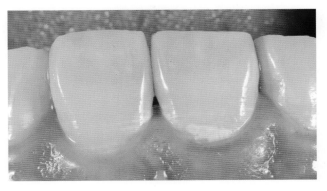

图 3.7.14

患牙 11 修复后的唇侧即刻照。

牙釉质树脂

牙本质树脂

3.7.3　Ⅲ类洞腭侧入路充填病例讲解 2

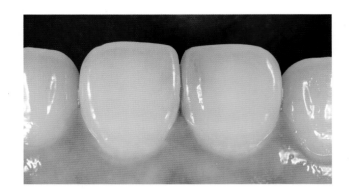

图 3.7.15

患牙 11、21 术前照。术前观察可见，患牙 11 近中唇侧有明显裂痕，龋坏透黑至唇侧。笔者担忧修复后患牙 11 近中切角有崩掉或微渗漏风险，故建议患者患牙 11 按Ⅳ类洞修复，但患者坚持腭侧入路，不舍磨除更多牙体，沟通商定后签知情同意书。

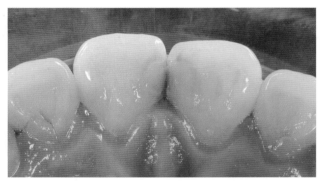

图 3.7.16

患牙 11、21 腭侧照，可见继发龋。

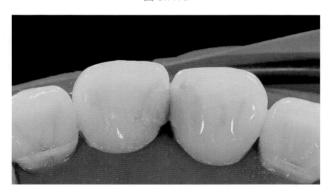

图 3.7.17

橡皮障隔离术后，可见患牙 11、21 颈部暗影，邻面接触区不光滑、不连续，是导致继发龋坏原因之一。

患牙 11、21 去腐完成，患牙 11 唇侧裂痕明显，剩余的牙釉质层较薄，与患者再次沟通，但患者仍坚持腭侧入路。

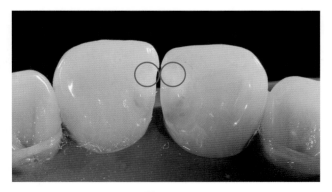

图 3.7.18

注意图中画圈处着色牙体应磨除干净。术者常因担心备洞累及切角而未磨除干净此处着色牙体，导致术后即刻可见边缘暗影，且追踪病例时发现此处易发生继发龋。故建议把釉牙本质界的着色牙体磨除干净。

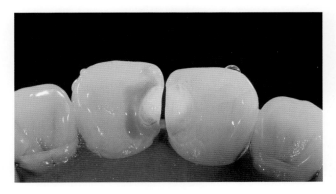

图 3.7.19

笔者使用的是 8 代粘接剂，选择性酸蚀牙釉质 15 秒，冲洗，干燥，涂布粘接剂，光固化。

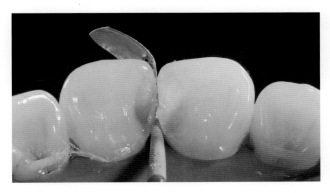

图 3.7.20

患牙 21 近中腭侧使用牙釉质树脂做邻面壁。

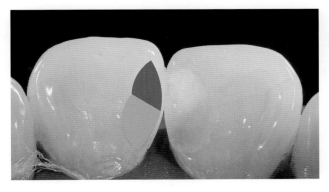

图 3.7.21

完成患牙 21 框架后，考虑到树脂收缩问题，在使用牙釉质树脂充填窝洞时，如图 3.7.21 红色标识，先进行红色部分充填固化后，再充填蓝色部分固化，避免整块树脂充填固化收缩拉裂唇侧薄薄的牙釉质层。

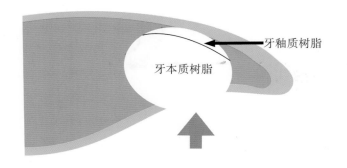

牙釉质树脂

牙本质树脂

图 3.7.22

使用牙釉质树脂充填窝洞时的厚度约为 0.5 mm，在窝洞固化后，再使用不透明的牙本质树脂充填。

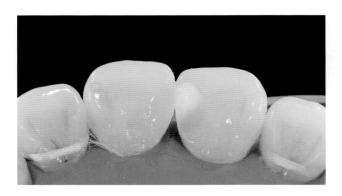

图 3.7.23

患牙 21 充填完成后的腭侧即刻照。

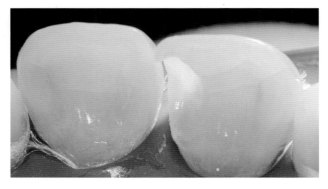

图 3.7.24

修复体边缘光滑、无卡顿感。密封保障牙体不再发生继发龋坏。

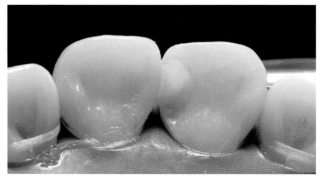

图 3.7.25

腭侧也应恢复边缘嵴。在堆塑至腭侧表层树脂时，使用美学充填器中的杆状充填器或普通金属球状充填器便可堆塑腭侧边缘嵴形态。

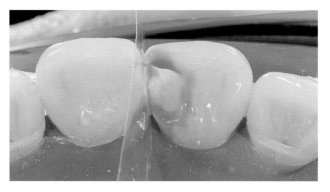

图 3.7.26

使用聚酯薄膜隔离患牙 21、11 后，对患牙 11 依次进行酸蚀，冲洗，干燥，涂布粘接剂，流体树脂衬洞本质层。

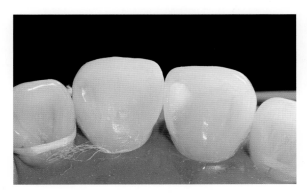

图 3.7.27

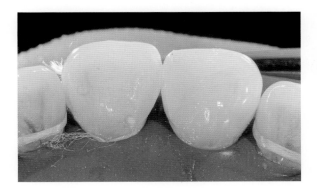

图 3.7.28

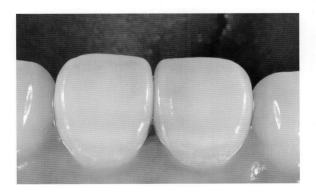

图 3.7.29

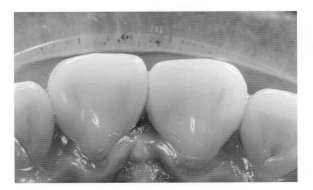

图 3.7.30

　　患牙11使用牙釉质树脂制作邻面壁。充填至下一步，注意勿整体充填，避免树脂收缩拉裂唇侧薄薄的牙釉质层。牙釉质树脂堆塑至患牙唇侧有一定厚度后，再使用牙本质树脂斜行充填，最后腭侧表层使用跟患牙接近的牙本质树脂配色。

　　临床上常见充填完成后腭侧修复体边缘发灰、修复区域有暗影，但此案例中没有出现。这是因为笔者在备洞时，腭侧制备了1 mm短斜面，充填时使用不透明的牙本质树脂进行配色，堆塑到该短斜面，从而解决腭侧边缘发黑问题。此操作的缺点是，切牙应力集中区在腭侧窝，腭侧短斜面的边缘有一定崩裂风险，不可制备过大；优点是封闭边缘，具有防止微渗漏的作用。

　　患牙11、21术后唇侧即刻照。

　　患牙11、21术后腭侧即刻照。

3.7.4　Ⅲ类洞腭侧入路充填病例讲解 3

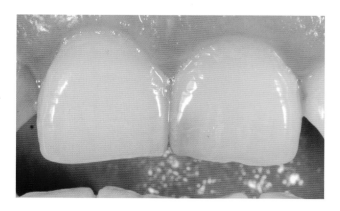

图 3.7.31

患牙 11、21 术前照。

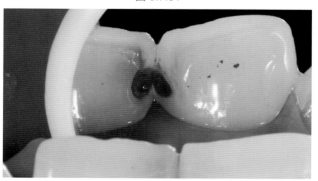

图 3.7.32

患牙 11、21 腭侧照。

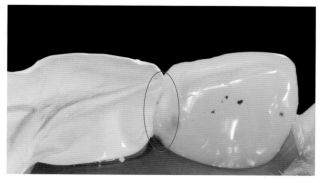

图 3.7.33

去腐完成。

注意患牙 11 龋洞边缘（图 3.7.33 红圈处）应当清除干净。可先用金属分牙器分牙，分牙后使用抛光条抛掉。

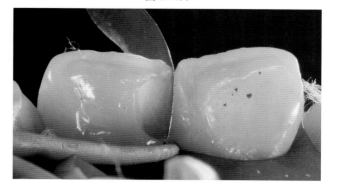

图 3.7.34

笔者建议患者患牙 21 按Ⅳ类洞进行树脂修复，但患者考虑保留。知情同意后，进行常规树脂修复步骤至树脂建立邻面壁。

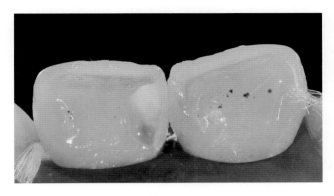

图 3.7.35

使用牙釉质树脂分半充填固化，唇侧有一定厚度后再使用牙本质树脂配色。

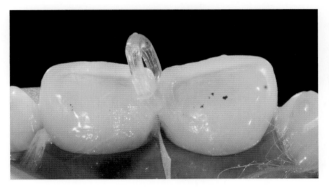

图 3.7.36

患牙 11、21 充填完成后，使用透明分牙圈进行分牙，抛光邻面。

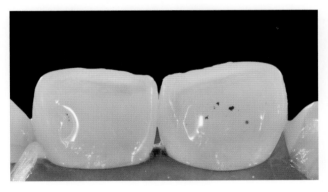

图 3.7.37

患牙 11、21 术后腭侧即刻照。

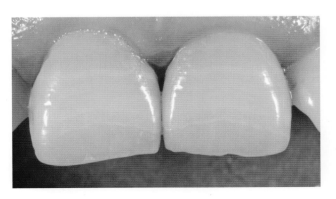

图 3.7.38

患牙 11、21 术后唇侧即刻照。

3.7.5　Ⅲ类洞唇侧入路充填病例讲解

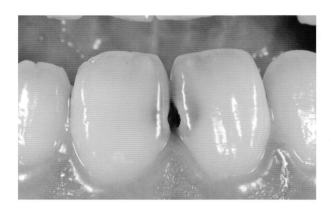

图 3.7.39

患牙 11、21 术前照。将对患牙 11 近中邻面、患牙 21 近中邻面进行树脂修复。

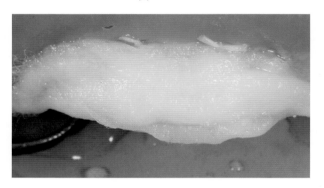

图 3.7.40

患牙 11、21 上障过程中要注意保湿。

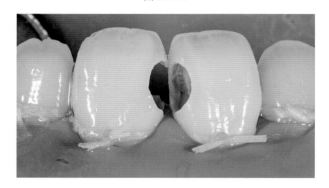

图 3.7.41

患牙 11 腭侧这层薄薄釉质，切记要磨除。

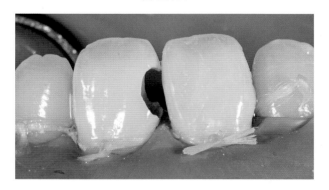

图 3.7.42

从外形恢复考虑，决定先修复完成一颗患牙再修复另一颗患牙。本案例选择先修复完成 11 近中邻面（此案例先完成患牙 11 或 21，无顺序区别）。

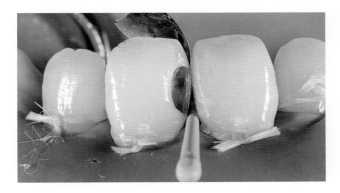

图 3.7.43

患牙 21 树脂框架制作完成，开始配色。

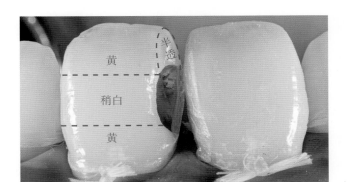

图 3.7.44

术前注意观察患牙颜色组成，预判使用何种颜色，而后进行个性化配色。

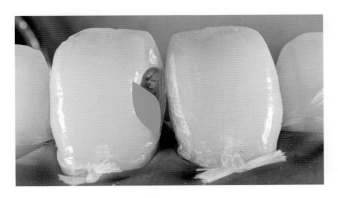

图 3.7.45

多数美学树脂有一个特性：光固化前后颜色区别不大。笔者判断后选择使用 A3D，便分层斜行堆塑在颈部，刷光滑，若颜色合适则光固化，若颜色不合适，则更换树脂。

注意牙本质树脂应覆盖至短斜面，后期唇侧边缘便不会有暗影。

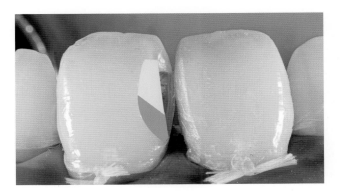

图 3.7.46

再使用 A2D 分层斜行堆塑在中部，覆盖上一层树脂，颜色得以过渡，刷光滑，光固化。

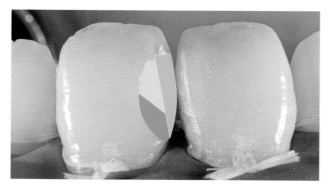

图 3.7.47

最后使用牙釉质树脂堆塑边缘嵴。注意每层树脂间应刷光滑，避免打磨抛光时出现树脂与树脂间的边缘线。

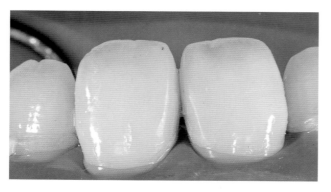

图 3.7.48

患牙 11、21 术后即刻照。

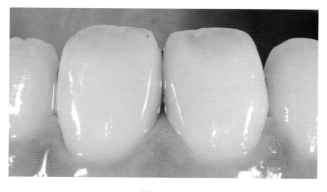

图 3.7.49

患牙 11、21 拆除橡皮障后即刻照。

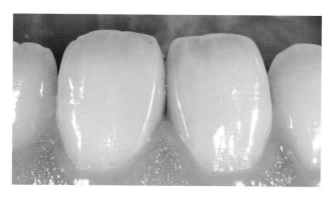

图 3.7.50

患牙 11、21 术后 2 年照。

术后总结：颜色应于术前判断好，根据患牙情况进行个性化配色；其实本病例中树脂修复体稍微偏黄，但因笔者恢复边缘嵴衔接上天然牙的结构，整体便显得很和谐。

3.7.6　Ⅳ类洞唇侧充填病例讲解 1

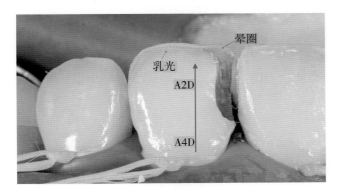

图 3.7.51

　　如图 3.7.51 所示，术前分析颜色组成，决定使用何种树脂，思考如何堆塑。

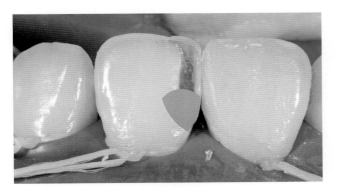

图 3.7.52

　　根据患牙实际颜色，笔者当时使用 A4D 堆塑颈部。

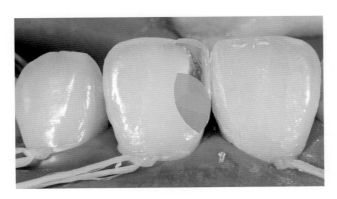

图 3.7.53

　　使用 A3D 斜行充填。操作时注意覆盖上一层树脂衔接过渡。

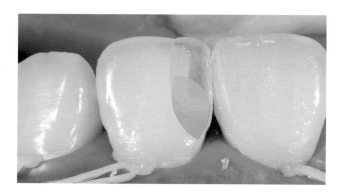

图 3.7.54

使用 A2D 斜行充填。操作时注意覆盖上一层树脂衔接过渡，且在切端处预留空间使用全透明树脂模拟乳光。

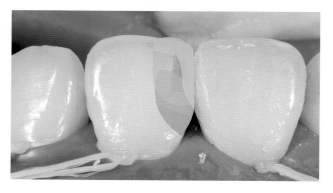

图 3.7.55

使用全透明树脂模拟乳光。注意每层充填的树脂应刷光滑。

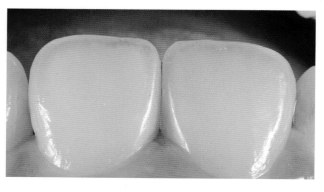

图 3.7.56

患牙11、21术后即刻照。

3.7.7　Ⅳ类洞唇侧充填病例讲解 2

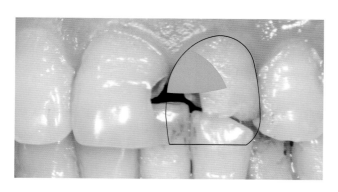

图 3.7.57

术中照。患牙 21 切端摔断病例的树脂修复，当时颈部使用 A4D。注意观察图 3.7.57 天然牙体的颜色分界线，配色时应模拟衔接。

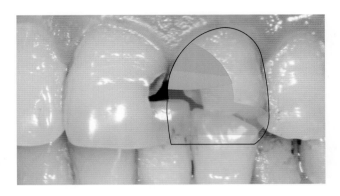

图 3.7.58

使用 A3D 衔接过渡，预留切端修复空间堆塑牙釉质树脂。

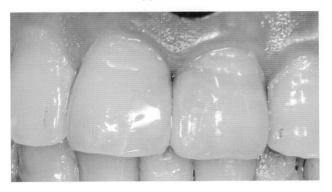

图 3.7.59

患牙 21 术后即刻照。

3.7.8　Ⅳ类洞唇侧充填病例讲解 3

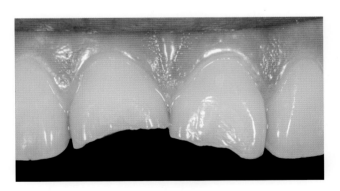

图 3.7.60

患牙 11、21 术前照。术者应注意到部分患牙没有透明性质，在配色时便不使用牙釉质树脂。

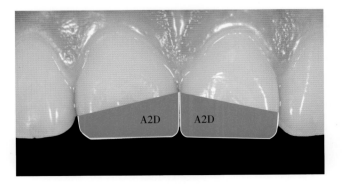

图 3.7.61

此案例只使用 A2D 配色，并未使用牙釉质树脂。

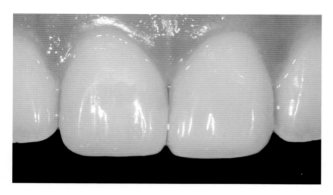

图 3.7.62

术后即刻照。

术后总结：使用牙本质树脂颜色匹配后便不再使用其他树脂堆塑在表层。若堆塑一层牙釉质树脂在表层，无论厚薄都会改变修复体颜色。

注意：牙本质树脂硬度不如牙釉质树脂，术者需权衡是追求配色成功还是追求硬度需求。

3.8 个性化配色的方法

本节将重点分享如何进行个性化配色。提高配色成功率需要术者有配色思维、选对参照物和正确恢复牙齿外形。

3.8.1 配色思维

传统的配色方法是术前使用比色板比色或取少量树脂搓成小球置于患牙唇面比色，可2天后复诊配色结果常不理想，这是为何？

笔者使用同一品牌的A3色树脂，制作成厚度分别为0.5 mm、1.0 mm、5.0 mm、10.0 mm的树脂薄片，发现1.0 mm厚度的A3树脂片比0.5 mm厚度的A3树脂片黄；5.0 mm与10.0 mm厚度的树脂片颜色接近（图3.8.1）。总结得出树脂的厚度对颜色有一定影响。

术者在使用比色板或树脂比色球方法进行比色时，并未明确比色的位置且比色板的厚度与窝洞深度不一致，便很难匹配颜色。

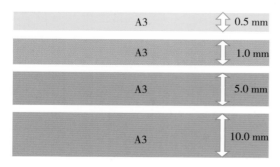

A3	0.5 mm
A3	1.0 mm
A3	5.0 mm
A3	10.0 mm

不同厚度树脂薄片颜色示意图。

图 3.8.1

笔者发现市场上在售的大多数美学树脂，光固化前后颜色对比并无明显变化，部分美学树脂光照有些许变化，大多数牙体色树脂和小部分美学树脂光照前后颜色变化明显。笔者选用的是光固化前后颜色并无明显变化的美学树脂进行树脂修复。树脂堆塑进窝洞，颜色接近患牙便可光固化，不匹配则应清除换下一型号尝试。

术者如何判断所在科室的树脂有无这一特性呢？建议取出两块同样大小的树脂块，其一固化，然后与未固化的树脂进行对比便知。

笔者总结得出以下配色思维，举例说明。

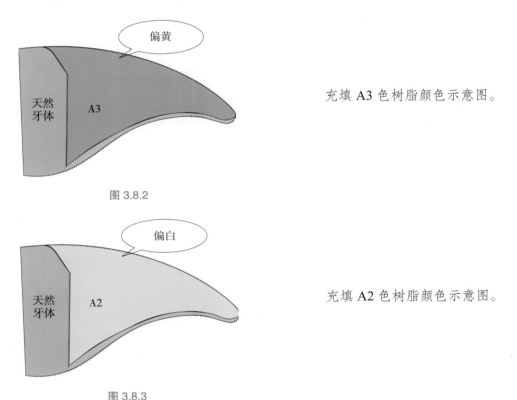

图 3.8.2

充填 A3 色树脂颜色示意图。

图 3.8.3

充填 A2 色树脂颜色示意图。

如图 3.8.2 所示，在术中使用 A3 色树脂充填进窝洞，发现树脂颜色偏黄，随即抠除，而后使用 A2 色树脂又偏白。术者应即刻明白患牙颜色是介于 A2 至 A3 间，可能为 A2.1 至 A2.9 中任一颜色。

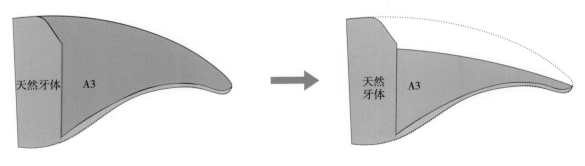

图 3.8.4

A3 色树脂先充填再刮除示意图。

大概判断患牙颜色介于 A2 至 A3 间，便先充填 A3 色树脂进窝洞，未光固化。因树脂厚度影响其颜色表现，故逐层刮除 A3 色树脂，直至剩余的 A3 色树脂颜色与患牙接近，才可光固化。

堆塑至此时，若继续增加 A3 色树脂，修复体又会偏黄，故下层使用 A2 色树脂。

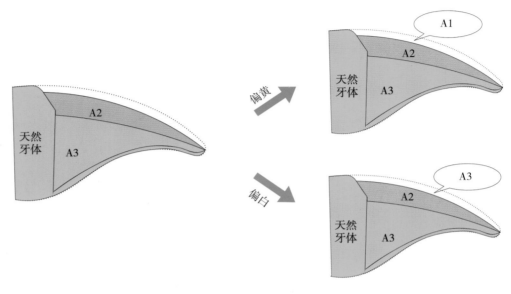

图 3.8.5

填充 A2 色树脂后选色示意图。

充填 A2 色树脂摊匀至颜色接近患牙，光固化。此时修复体颜色仍可能存在偏差，需要术者继续判断修复体是偏黄还是偏白，再根据实际情况进行下一个选色。

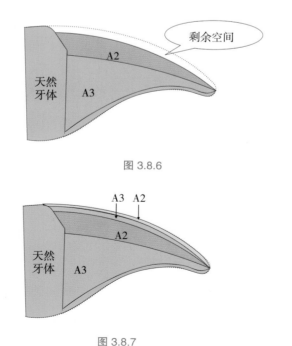

图 3.8.6

填充 A2 色树脂后剩余空间示意图。

图 3.8.7

剩余空间树脂选择与充填示意图。

有时充填完 A2 色树脂后，修复体与患牙颜色已非常接近，但仍未恢复牙齿形态，并剩余部分空间。此时剩余空间应先充填 A3 色树脂再充填 A2 色树脂，或者先充填 A2 色树脂再充填 A3 色树脂。如此叠加，树脂的颜色便无限接近患牙。使用此法配色成功率高。

注意因患牙会脱水，故整个配色过程要迅速；术中时刻注意患牙保湿；从涂布粘接剂开始至充填结束应控制在 15 ～ 20 分钟。

3.8.2　参照物的选择

图 3.8.8 至图 3.8.9 所示病例是做完修复多年后笔者整理资料时无意中翻到的，当时并未意识到图 3.8.8 是术后照，以为是收集的天然牙图集，直至翻到了术前照（图 3.8.9），才对比发现。这件事，让笔者悟出一个配色原则：配色应看整体，不看局部。

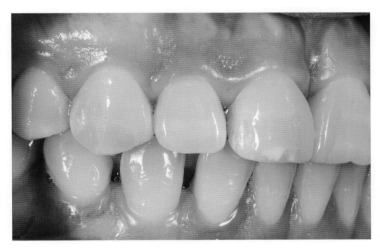

术后照。

图 3.8.8

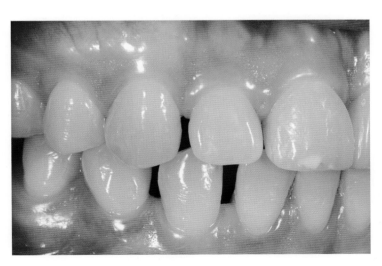

术前照。

图 3.8.9

之后每次分享会上，笔者先展示术后图让同行猜测修复了哪里，多数同行未能指出是患牙 13 近中。但若先看到术前照，都会觉得患牙 13 近中配色偏白。

因此，在此提醒术者配色时应注重整体效果，忘记术前，勿钻牛角尖，勿看局部。

还有另一个病例（图 3.8.10），修复后 3 个月复诊（图 3.8.11），笔者觉得配色失败过意不去，但患者却觉得很满意。其实是患者照镜子看整体，因为切 2/3 的颜色与邻牙一致，而天然牙颈部偏黄是正常的，且切牙、侧切牙、尖牙的颈部越来越黄。

由这 2 个病例可知，配色应看整体，忘记术前，同一牙齿上不同区域不同颜色，衔接过渡自然、整体和谐即可，还有就是选择参照物很重要。比如：近中龋坏，配色应对比远中，勿对比短斜面；若切 2/3 缺损，则应对比邻牙。

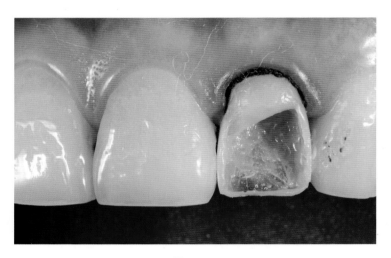

术前照。

图 3.8.10

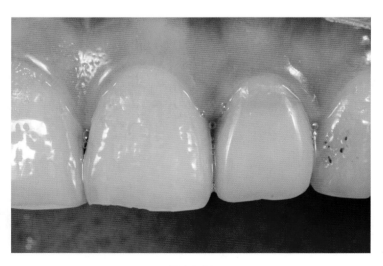

术后 3 个月照。

图 3.8.11

（1）病例讲解 1

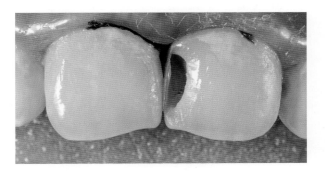

图 3.8.12

患牙 21 术中照。将对患牙 21 近中邻面进行树脂修复。现已操作至患牙 21 树脂框架制作步骤，下一步是配色。

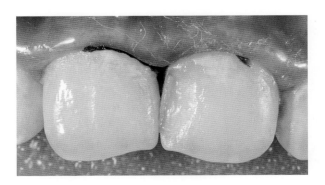

图 3.8.13

笔者术前大致选色 A3D。大致选色一般不会很准，选好后铺进窝洞观察再随机应变。

把 A3D 铺进窝洞后，患牙 21 近中的颜色选择与远中的颜色做对比。这时就考验术者如何选出下一个正确的颜色。

先判断修复体明度有无偏灰，若偏灰则使用白色树脂解决明度的问题；若修复体无偏灰，则看饱和度问题（颜色是偏黄还是偏白），再根据实际情况解决。

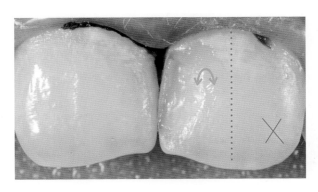

图 3.8.14

此案例中，修复体无明度偏灰的问题，解决饱和度问题即可。若术者以短斜面作参照物，会觉得 A3D 颜色与患牙非常一致。但实际情况是，在整个窝洞都堆塑 A3D 后，树脂修复体会过白。

笔者建议选择参照物时要看整体。例如，近中龋坏，树脂修复时注意以远中作为参照物。此案例近中铺完 A3D 后与远中对比，发现偏白，故笔者选 A4D 作为下个使用的树脂颜色（下层使用 A3D 也可以，但需预留表层空间铺 A4D）。

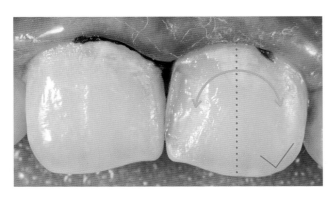

图 3.8.15

在前文总结有一配色顺序"先①后②再③④⑤"，此案例中，因修复体偏白，故不需要解决明度问题，可跳至解决饱和度问题，解决饱和度问题后，再看看患牙是否有白斑、乳光、个性化特征需要模拟即可。

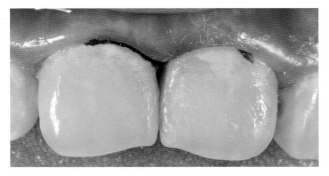

图 3.8.16

笔者当时选择继续铺 A3D，但预留了表层的空间铺 A4D。

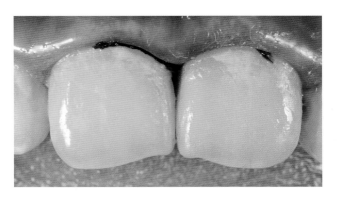

图 3.8.17

铺 A4D 后，颜色看起来整体和谐。若要配色更完美，其实颈部还可以模拟配色顺序③④⑤中的白斑。堆塑完成的即刻，患牙应恢复牙齿的外形，打磨抛光不可过多磨除树脂。

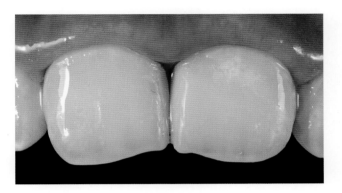

图 3.8.18

患牙 21 抛光后拍摄照。

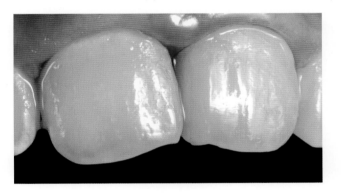

图 3.8.19

患牙 21 树脂修复后的侧面照。抛光后的树脂修复体边缘应光滑连续，无卡顿感，后期边缘便不易着色。

（2）病例讲解 2

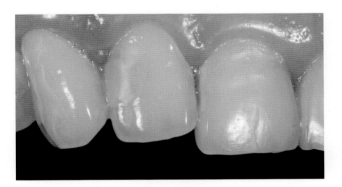

图 3.8.20

患牙 12 术前照。将对患牙 12 远中邻面进行树脂修复。

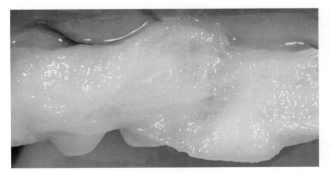

图 3.8.21

患牙 12 树脂修复过程中，注意时刻保湿。

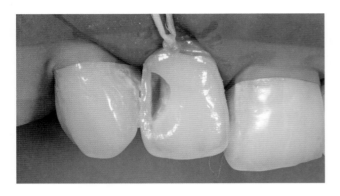

图 3.8.22

对患牙 12 依次进行去腐，备洞，酸蚀，冲洗，干燥窝洞，涂布粘接剂，流体树脂衬洞，做树脂框架，然后开始配色。

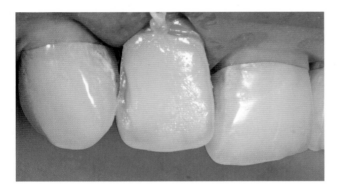

图 3.8.23

使用 A3D 分层充填至此步。

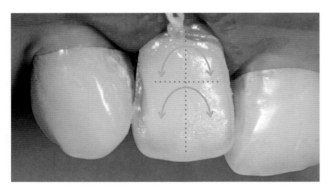

图 3.8.24

选择患牙 12 近中作参照物，发现修复体颈部偏白，中 1/3 颜色接近。配色顺序"先①后②再③④⑤"，现修复体不灰，无明度问题，下一步需解决饱和度问题。解决饱和度问题后，观察有无白斑、乳光、个性化特征等，发现需要预留空间铺牙釉质树脂模拟边缘嵴的半透明层次感。

中 1/3 处 A3D 与患牙颜色一致，故铺饱满，恢复外形；颈部不够黄，故颈部腾出剩余空间，铺 A4D 在颈部；铺牙釉质树脂模拟边缘嵴的半透明层次感。

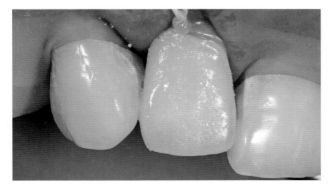

图 3.8.25

铺好树脂即刻照。可见颜色整体比较和谐。匹配颜色的即刻，堆塑的树脂应刚好恢复患牙外形，不需要过多打磨，仅需稍微的抛光即可。

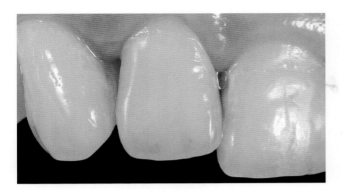

图 3.8.26

患牙 12 拆除橡皮障即刻照。

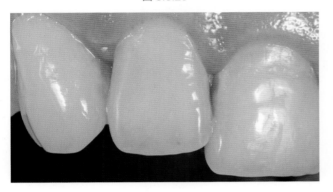

图 3.8.27

患牙 12 术后 1 周复诊照，可见患牙配色接近。

（3）病例讲解 3

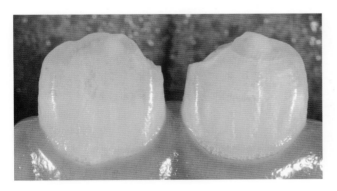

图 3.8.28

患牙 11、21 术前照。对患牙 11 近中切角、21 近中切角进行树脂修复。

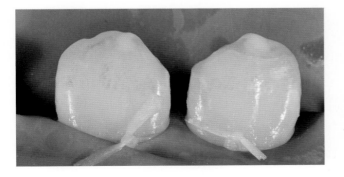

图 3.8.29

对患牙 11、21 依次进行橡皮障隔离术，预备短斜面，酸蚀，冲洗，干燥窝洞，涂布粘接剂，流体树脂衬洞牙本质层。

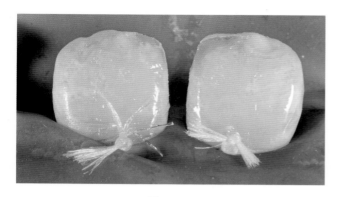

图 3.8.30

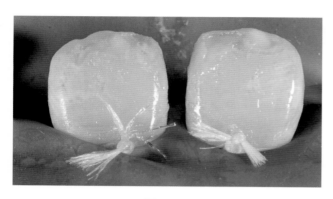

图 3.8.31

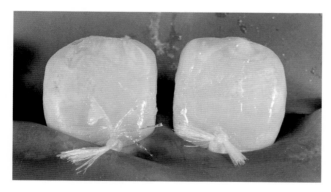

图 3.8.32

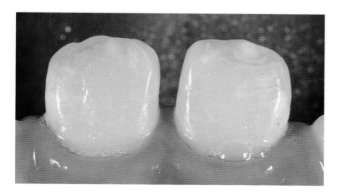

图 3.8.33

　　制作完成患牙 11、12 的树脂背板后直接开始树脂堆塑。如图 3.8.30 所示，患牙 11 近中切角笔者使用 A3D，配色顺序"先①后②再③④⑤"，考虑到明度发灰，需先解决明度问题，故下一个颜色选择白色树脂。

　　堆塑白色树脂，慢慢摊匀至颜色整体和谐，进行下一步配色。

　　提醒读者：白色树脂一般会比患牙白，但不要着急否定它，应先堆塑于窝洞，慢慢摊匀后再决定是否换其他型号树脂。此病例是因树脂修复体发灰，故选择白色树脂，也是与上文 2 个病例的区别之处。也许读者会问：选 A1D 或 A2D 可否？笔者会回答：可能可以。"可能"是因部分品牌的牙本质树脂有透明特性，具体需看堆塑 A1D、A2D 后的患牙颜色情况，观察树脂修复体是否发灰，不灰则可行。

　　白色树脂摊匀后颜色接近。再观察，发现患牙存在少量白斑，故在中间层用白色染色树脂模拟白斑，表层覆盖一层薄薄牙釉质树脂保护染色树脂。

　　患牙 11、21 抛光后即刻照。

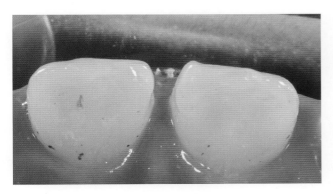

图 3.8.34

患牙 11、21 术后腭侧照。

3.8.3 正确恢复外形

充填超出外形，其实是牙齿被树脂覆盖过多，此时颜色看起来很像，但其实车针磨掉多余的树脂恢复外形后，颜色就会不一致。或配色很像，但因打磨抛光磨除部分树脂后，树脂厚度的改变导致配色的改变。

应注意在充填完成之时，已恢复大致外形，且颜色接近患牙，后期抛光不过多打磨树脂。

配色时应注意，选择的树脂与患牙颜色接近才能铺到短斜面，否则打磨抛光至短斜面也会暴露里层颜色不一致。

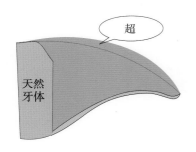

图 3.8.35

充填超出外形示意图。

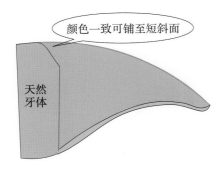

图 3.8.36

树脂与患牙颜色接近铺到短斜面示意图。

3.8.4　配色总结

①快速建立好框架，建议 3 ～ 5 分钟内完成（充填速度需要训练）。

②注意防止牙齿脱水。

③利用牙本质树脂配色，熟悉颜色基本理论（当明度发灰时优先解决明度问题，使用白色树脂；若修复体不灰，则仅需要解决饱和度问题；最后再观察是否需要模拟白斑、乳光、个性化特征等）。

④大概选好颜色，树脂先铺进窝洞，不要着急否定，先摊薄观察，再决定是否换色。

⑤表层可用透明树脂或牙釉质树脂或两者都不用。

⑥了解并熟悉科室里所有的树脂特性（谁更白、谁更黄、谁更透）。

⑦熟知牙体形态，以便在充填时预估剩余空间厚度。

4 打磨抛光

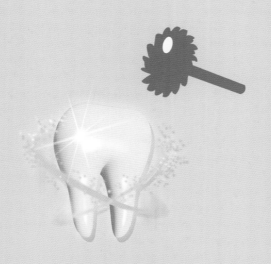

以恒久为导向的打磨

　　患牙充填完成，仍需打磨抛光。如何让修复体打磨后更立体美观？如何抛光亮？抛光后的效果是如何做到的？本章将分享外形打磨、抛光步骤、抛光注意事项以及天然牙图集。

4.1 轮廓

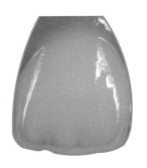

图 4.1.1

何为轮廓？轮廓即牙齿的外形
（图 4.1.1 绿色标示）。

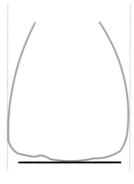

图 4.1.2

切端：多数切牙切端平整呈直线，
有时呈齿状（图 4.1.2)。术者应根据
同颌同名牙的形态，以中线为对称线
标记到患牙上模拟打磨。

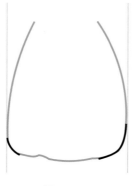

图 4.1.3

近中切角近似圆钝的直角，远中
是钝角，打磨时应注意（图 4.1.3 黑
线标示处）。这些信息，在抛光时要
刻意记住，以判断修复体近远中切角
是否正确，找出患牙不美观的原因是
否在此。

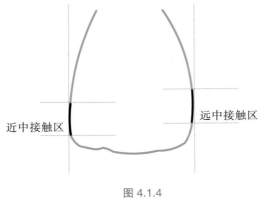

图 4.1.4

近中接触区　　　　　远中接触区

上中切牙近中接触区在切 1/3 至中 1/3 间，远中接触区在中 1/3 处（图 4.1.4 黑线标示处），接触区即邻面外形高点。

在"2　框架"内容中，笔者提到树脂背板决定牙齿轮廓。接触区的设计在术者做树脂背板时已完成。

接触区设计不对，患牙的整个轮廓怪异，患牙整体便不自然。

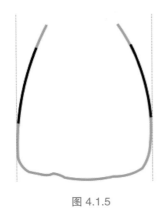

图 4.1.5

轮廓在接触区至颈部段呈连续弧形（图 4.1.5 黑线示处）。在打磨时，分牙后使用抛光条 C 形抛光即可。

轮廓在病例中的运用讲解：

图 4.1.6 是患牙 21 术前照，图 4.1.7 是患牙 21 术后照。患牙 21 树脂修复完成后，为何整体看起来不自然？

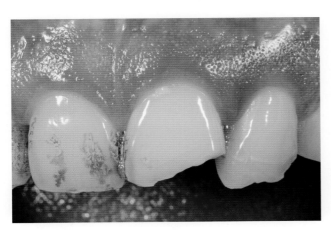

图 4.1.6

患牙 21 术前照。

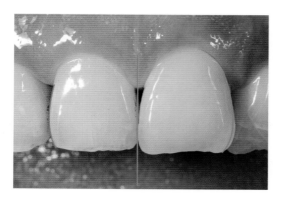

图 4.1.7

患牙 21 术后照。

以中线为对称线，对比患牙 21 远中与邻牙 11 远中邻面弧线可看出上述病例患牙不自然之处：患牙 21 远中接触区并未在中 1/3 处，外形高点偏移至切 1/3。当术者发现问题所在，便要思考借助何种工具可将此处打磨至理想效果。笔者常在分牙后，使用抛光碟修整远中的弧线。

故修整时首先应观察患牙轮廓（有时是桑田平面），即观察切端、切角、接触区、颈部弧线；然后设定方向，设定区域进行分析，此时便会发现问题变得简单。术者每次都应提醒自己，设定一个方向或区域并找齐问题，避免遗漏，再进行下一步。

4.2　边缘嵴

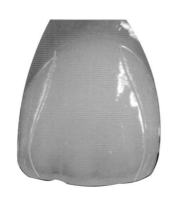

图 4.2.1

何为边缘嵴？边缘嵴即牙齿邻面与唇面的转折线（图 4.2.1 绿色标识）。

笔者通过观察大量天然牙，发现其呈若隐若现 S 形，前牙美学病例的患牙在打磨这一形态后，会显得更加优美、生动立体。

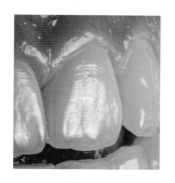

图 4.2.2

边缘嵴侧面观察图。

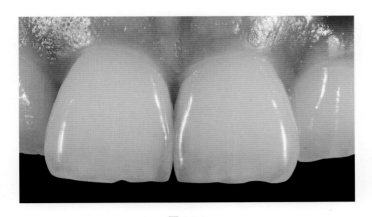

图 4.2.3

边缘嵴正面观察图。

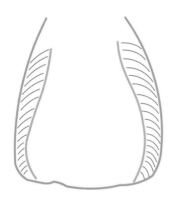

图 4.2.4

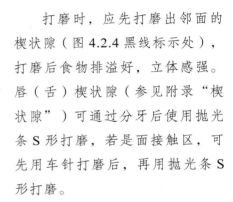

打磨时，应先打磨出邻面的楔状隙（图 4.2.4 黑线标示处），打磨后食物排溢好，立体感强。唇（舌）楔状隙（参见附录"楔状隙"）可通过分牙后使用抛光条 S 形打磨，若是面接触区，可先用车针打磨后，再用抛光条 S 形打磨。

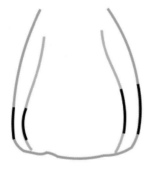

图 4.2.5

打磨时，边缘嵴弧度在接触区与轮廓相似（图 4.2.5 黑线标示处）。

经验总结：如图 4.2.6 至图 4.2.7 所示病例，若术者没有先修整好轮廓，即使修整好边缘嵴，患牙整体也会显得不自然。所以修形时，先完成轮廓的修整，才能开始边缘嵴的修整，此序不可逆。

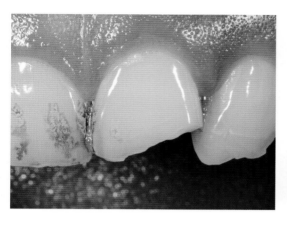

图 4.2.6

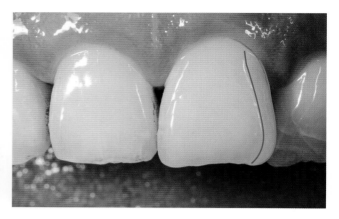

图 4.2.7

4.3 桑田平面

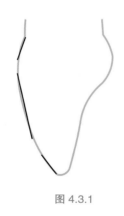

图 4.3.1

何为桑田平面？如图 4.3.1 黑线标示处，从唇面在矢状面上观桑田平面由 3 个不同的平面构成，侧面观可见颈中切连续有弧形。

图 4.3.2 至图 4.3.5 为笔者收集到的前牙口内照，分享以供读者参考、记忆、模仿。在树脂充填时，除了打磨轮廓、边缘嵴，还应打磨桑田平面。

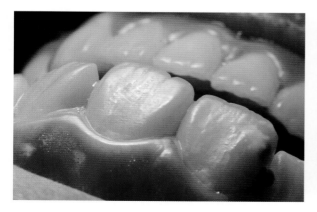

图 4.3.2

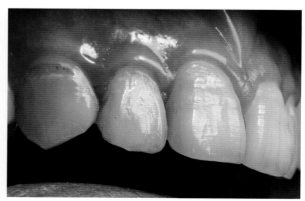

图 4.3.3

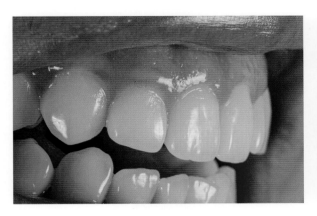 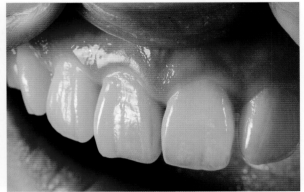

图 4.3.4　　　　　　　　　　　　　　　　　图 4.3.5

4.4　垂直纹理与水平纹理

部分天然牙存在垂直纹理、水平纹理（图 4.4.1 至图 4.4.2）。考虑到这类结构打磨后抛光困难、刷牙磨耗、打磨花费时间长以及患者躺久难受、患者不理解等情况，笔者不建议就此结构对患牙进行常规打磨。但轮廓、边缘嵴、桑田平面是每颗牙的基本形态构成，建议常规打磨。

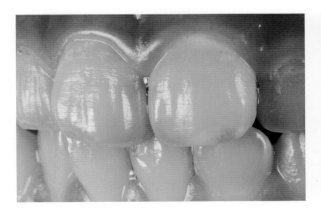 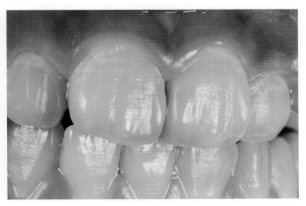

图 4.4.1　　　　　　　　　　　　　　　　　图 4.4.2

4.5 画线打磨法

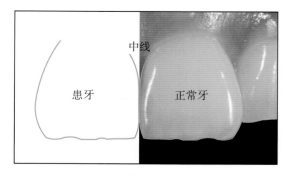

图 4.5.1

第一步：以中线为对称线，模拟同颌同名牙轮廓，打磨出患牙轮廓。

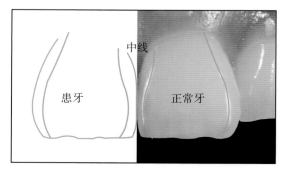

图 4.5.2

第二步：以中线为对称线，模拟同颌同名牙的边缘嵴，在患牙唇面用标识笔标记出相应的边缘嵴线条。

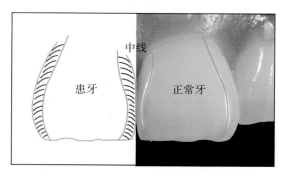

图 4.5.3

第三步：使用车针或抛光条打磨唇（舌）楔状隙（图 4.5.3 黑色表示区域）。

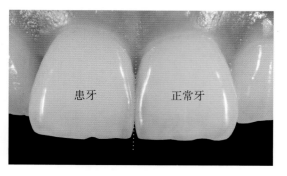

图 4.5.4

第四步：使用车针在唇侧打磨桑田平面。

4.6 抛光病例讲解

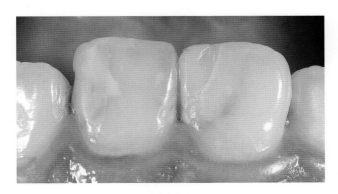

图 4.6.1

患牙 11、21 术前唇侧照。将对患牙 11、21 进行树脂修复。患牙 11、21 曾进行过 2 次树脂修复，却很快继发龋坏。患者了解过瓷修复，选择放弃。经过术前检查，拍摄口内照并拟订方案。沟通后，患者同意笔者拟订的树脂修复方案，签订知情同意书，开始树脂修复。

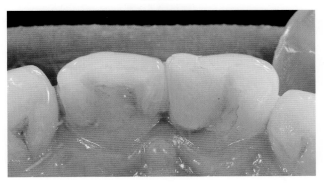

图 4.6.2

患牙 11、21 术前腭侧照。

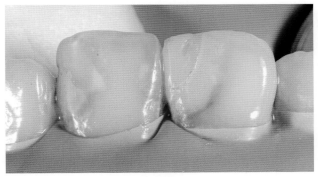

图 4.6.3

局麻后进行橡皮障隔离术。依据外形的评估结果，决定先修复完成一颗患牙再修复另一颗，这样处理易控制中线。两中切牙大小不一，患牙 21 稍小，故先修复患牙 21。磨开患牙 21 近中邻面后，可先修整患牙 11 近中轮廓，控制中线。

关于颜色的评估：此病例并无特别需要注意之处。

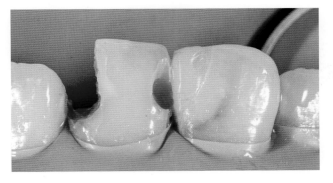

图 4.6.4

患牙 21 去腐时，发现患牙 22 近中邻面龋坏。

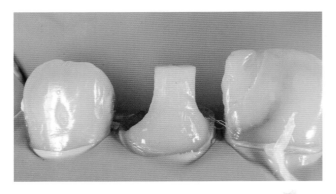

图 4.6.5

患牙 21 去腐后，备洞。近中和远中同时龋坏成 Ⅳ 类洞，若仅是简单制备短斜面便开始树脂修复，术后患牙容易折断，且唇面正中会有一明显色带，影响美观。笔者的设计方案如图 4.6.5 所示：切端磨除 2.0 mm 长度，整个唇面磨除 0.5 mm 厚度，且窝洞及切端短斜面预备 1.5 mm 宽度，类似于树脂冠修复。

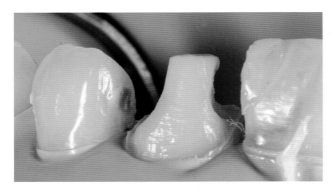

图 4.6.6

与患者沟通，先修复患牙 22 的近中，否则日后再修复患牙 22 会比较困难。

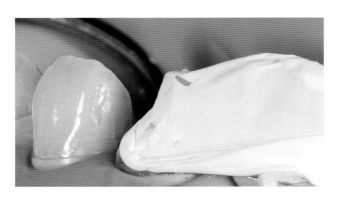

图 4.6.7

患牙 22 近中树脂修复完成。期间患牙 21 注意保湿。

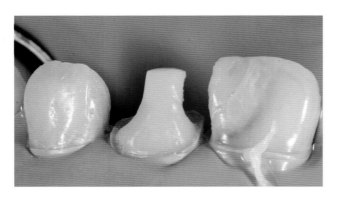

图 4.6.8

修整好患牙 22 近中邻面和患牙 11 近中邻面。此时应先预判剩余空间对修复患牙 21 的长宽比是否合适，再开始患牙 21 修复工作。

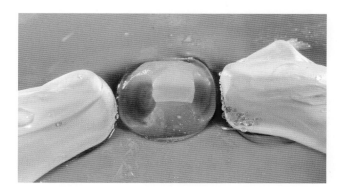

图 4.6.9

患牙 21 去腐完成。患牙 21 去腐过程中，患牙 11、22 要注意保湿。

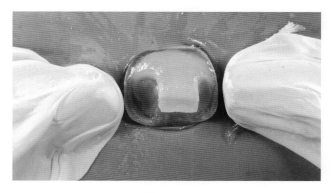

图 4.6.10

患牙 21 依次进行酸蚀，冲洗，干燥（注意本质层湿粘接），涂布 2 次粘接剂，光固化，流体树脂衬洞牙本质层，光固化。

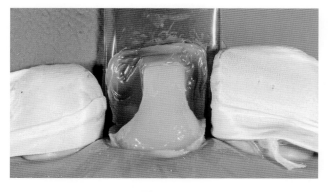

图 4.6.11

使用蜡片法制作患牙 21 牙釉质树脂背板。

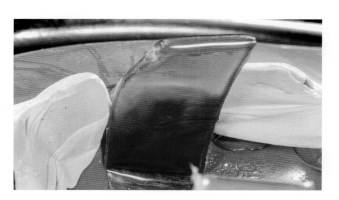

图 4.6.12

患牙 21 制作树脂背板过程的腭侧照。

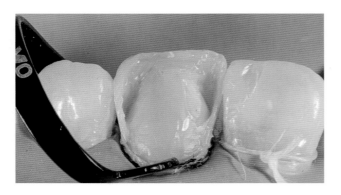

图 4.6.13

使用牙釉质树脂制作患牙 21 邻面壁，完成患牙 21 树脂框架制作。

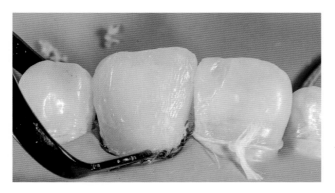

图 4.6.14

使用牙本质树脂配色，全透明树脂模拟切端乳光。患牙 21 未充填丰满，仍需继续充填。

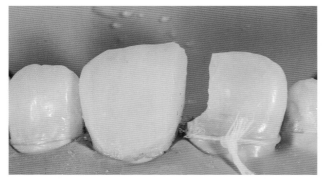

图 4.6.15

患牙 21 表层充填牙釉质树脂，恢复牙齿大致形态。

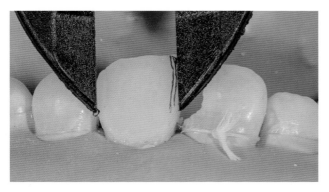

图 4.6.16

使用游标卡尺测量患牙 21 的牙体大小，测算与患牙 11 剩余空间是否相等，以控制中线，用标识笔标记并打磨患牙 21 近中轮廓。

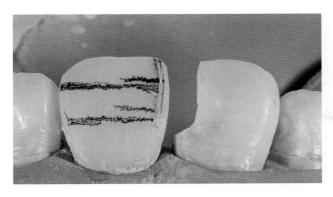

图 4.6.17

打磨患牙 21 的近中邻面时，注意设计接触区的位置，且计算时注意接触区与牙龈乳头间设计的距离应小于 3 mm，预防术后出现邻间隙黑三角问题。打磨完成患牙 21 轮廓，再开始修复患牙 11。

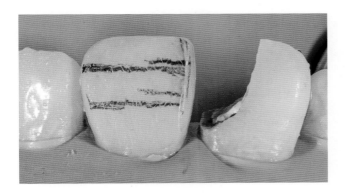

图 4.6.18

开始修复患牙 11 前，应当再做一次形态评估，预估患牙 11 术后形态。

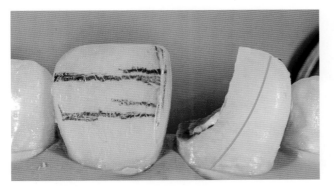

图 4.6.19

如图 4.6.19 所示，预判患牙 11 近中去腐后，患牙 11 远中切角剩余牙体薄弱程度。此病例预判后设计患牙 11 备洞为切端对接式。

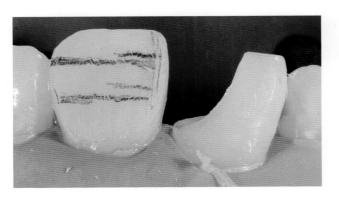

图 4.6.20

患牙 11 去腐，备洞完成，切端预备对接式。

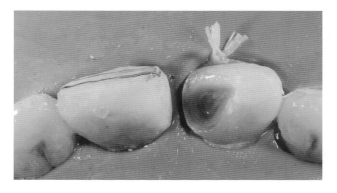

图 4.6.21

患牙11去腐后切端照。

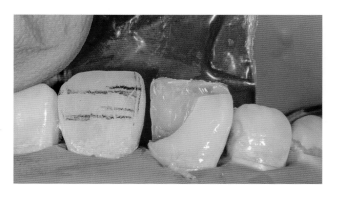

图 4.6.22

对患牙11进行酸蚀短斜面15秒，冲洗，干燥窝洞（牙本质层注意湿粘接），涂布粘接剂2次，光固化，流体树脂衬洞牙本质层，光固化。使用蜡片法制作患牙11树脂背板。

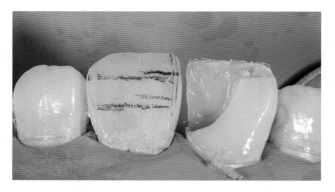

图 4.6.23

患牙11树脂背板制作完成后的唇侧照。

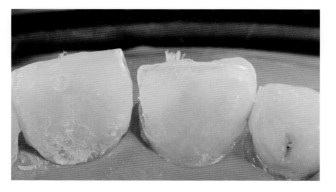

图 4.6.24

患牙11树脂背板完成后的腭侧照。

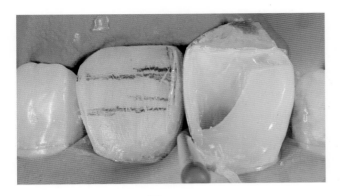

图 4.6.25

完成患牙 11 树脂框架建立。

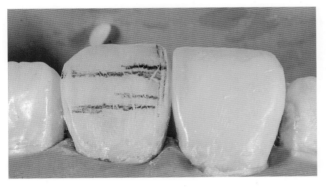

图 4.6.26

患牙 11 完成树脂充填即刻照。

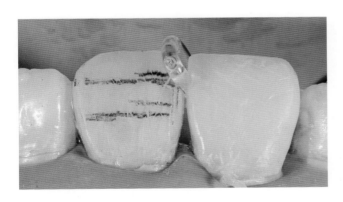

图 4.6.27

抛光第一步：分牙。

笔者总结了 3 种即刻分牙方法：

①使用透明分牙圈，将其放置在接触区，等待 3 ～ 5 分钟，分牙成功后开始邻面抛光（此方法仅适用于牙列排列整齐的病例，牙拥挤病例使用效果差）。

②自制一根横截面为扁平形的木楔，从切楔状隙楔入。

③使用金属分牙器。

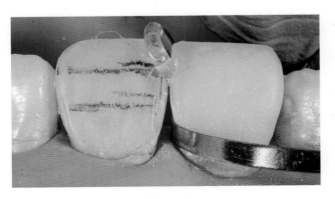

图 4.6.28

分牙后，使用抛光条 C 形抛除邻面颈部悬突，修整至使用尖锐的探针类器械刮边缘时无卡顿感，并抛至弧线理想，再使用塑料抛光条抛光颈部。

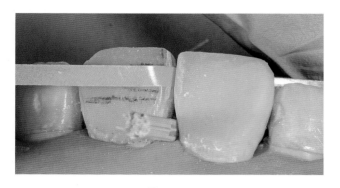

图 4.6.29

自制一根横截面为三角形的木楔，塞紧颈部，撤下分牙圈，在患牙依然处于分牙状态下抛光接触区的唇（舌）楔状隙。接触区使用抛光条 S 形抛光。

术者也许会担心接触区抛光后有缝隙，其实分牙后抛光接触区不会有缝，但须注意成功分牙是前提。

抛光完接触区，接下来是抛光切角。

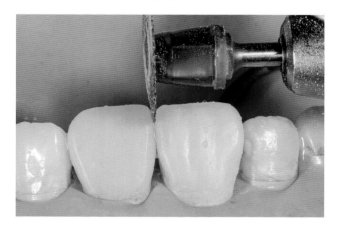

图 4.6.30

在分牙的状态下，使用抛光碟打磨切楔状隙。注意打磨切角前，应先打磨切端。

图 4.6.30 为已初步完成打磨后才补拍的照片。

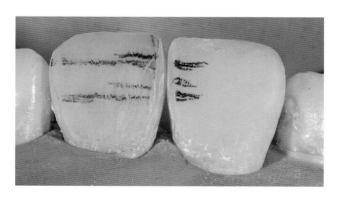

图 4.6.31

修整完成轮廓后的即刻照。

图 4.6.31 中的标识笔标记的是近中接触区的位置，打磨时应注意。

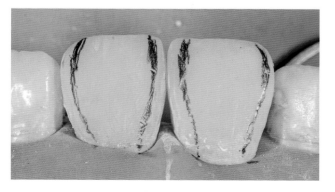

图 4.6.32

打磨完成患牙 11、21 轮廓，下一步开始打磨边缘嵴。先擦拭干净之前近中接触区的标识痕迹，再重新标识边缘嵴线条。

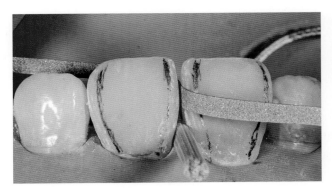

图 4.6.33

打磨边缘嵴前，需先打磨唇（舌）楔状隙。观察近远中的外展隙在上一步是否已打磨好，是否需要继续打磨，若要继续打磨，需再次分牙。

其实笔者在上一步打磨轮廓时已打磨唇（舌）楔状隙，但进行到此步骤时发现打磨得还不够理想，故再次分牙并重新修整。

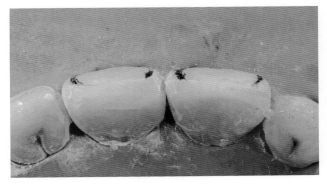

图 4.6.34

打磨完成后的切端照。

两牙间应呈圆弧形接触，食物排溢好，后期不易继发龋坏；同时，修复体不易脱落。若是面接触，则应继续分牙后进行 S 形抛光邻面。

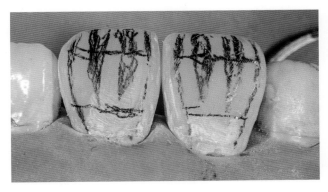

图 4.6.35

打磨完成唇（舌）楔状隙后，下一步是打磨唇面。唇面的打磨应稍微凹陷以凸显边缘嵴，且打磨时应注意打磨桑田平面。

如图 4.6.35 所示，用标识笔标记出唇嵴和桑田平面后，开始打磨唇面。唇面使用一枚特殊车针打磨，可模拟出牙齿的水平纹理效果，但笔者不建议进行该打磨处理，故不过多介绍（若术者不熟悉打磨唇嵴，不建议打磨）。

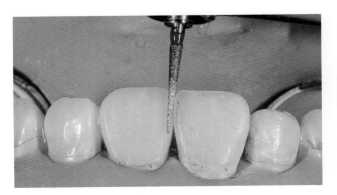

图 4.6.36

以上操作涉及车针打磨的，笔者皆是使用 TR-11F 无水慢速打磨，因为喷水打磨会影响视线。操作时也可选择使用 SO-21F，笔者选择 TR-11F 是因其细长，方便伸进邻面打磨而不损伤邻牙。

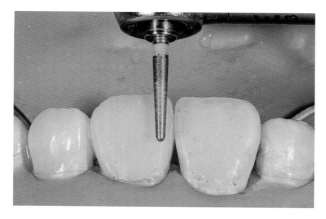

图 4.6.37

红标车针打磨后，使用尖锐的探针来回在所有树脂修复体边缘检查有无卡顿感。若有则继续使用红标车针磨除；若无，可进行下一步黄标车针的打磨。

红标车针打磨后，所有的树脂表层会有大量的金钢砂横纹，需要使用 TR-11EF 或 TR-13EF 弱化或消除红标车针留下的横纹。

此步骤选用钨钢车针代替黄标车针，抛光效果会更佳。

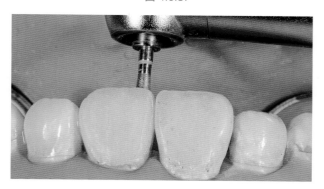

图 4.6.38

腭侧的打磨抛光也如唇侧一样。笔者一般选用 EX-21F 红标车针修形后，再使用 EX-21EF 黄标车针抛光。

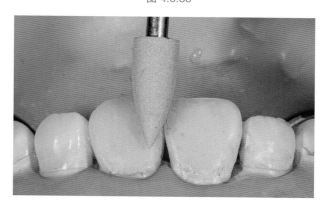

图 4.6.39

使用红色的硅胶磨头抛光患牙 11、21。

注意：颜色相同但品牌不同的硅胶磨头，其抛光排序和转速可能不一样，故不可盲目跟从笔者此顺序，应严格按照所使用硅胶磨头对应说明书上的抛光排序和转速使用。

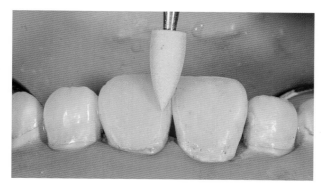

图 4.6.40

使用蓝色的硅胶磨头抛光患牙 11、21。

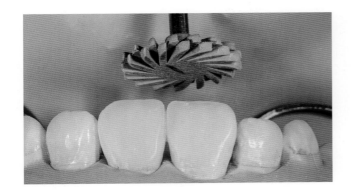

图 4.6.41

使用红色的橡胶旋风轮抛光患牙11、21。

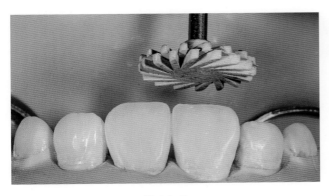

图 4.6.42

使用白色的橡胶旋风轮抛光患牙11、21。

患牙11、21抛光后即刻照。

若充填的树脂为纳米级，可继续使用Ⅰ型金钢砂抛光膏配合白羊毛刷进行抛光；Ⅱ型金钢砂树脂抛光膏配合白羊毛刷进行抛光；Ⅲ型氧化铝树脂抛光膏配合羊毛毡毛刷进行抛光。

邻间隙的黑三角在术中便应注意预防，在术后2～3天会逐渐消失，有时需要时间更长。

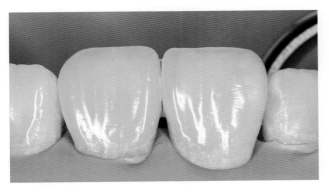

图 4.6.43

拆除橡皮障后，使用环闪拍摄的患牙11、21唇面照。

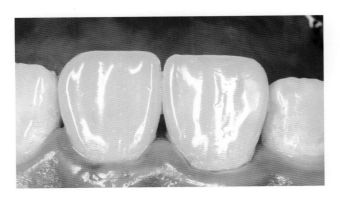

图 4.6.44

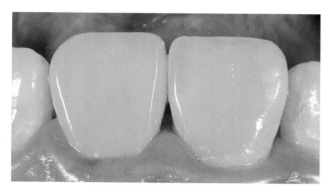

图 4.6.45

使用双闪拍摄的患牙 11、21 术后唇面照。

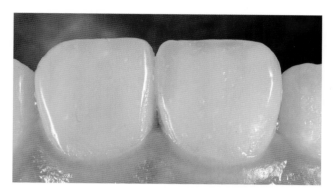

图 4.6.46

患牙 11、21 术后 1 周复诊照。

两切牙邻间隙的黑三角已经消失,整体颜色也较和谐。牙齿软垢比较明显,笔者再次医嘱患者注意口腔卫生。

患者诉求:患牙 11 近中过于透明,影响美观,要求重新修复。

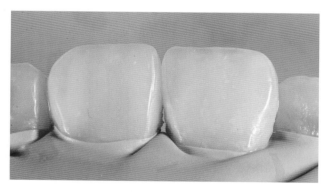

图 4.6.47

橡皮障隔离术,打磨患牙 11 近中 1 mm,重新配色。因问题是过于透明,故使用不透明的牙本质树脂即可解决问题。

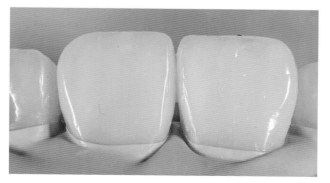

图 4.6.48

患牙 11 重新配色,重新抛光。

图 4.6.48 是患牙 11 术后即刻照。

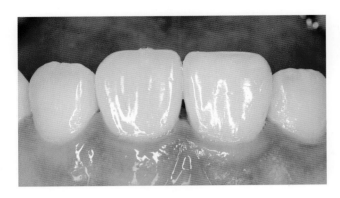

图 4.6.49

拆除橡皮障。

图 4.6.49 是患牙 11 术后即刻照。

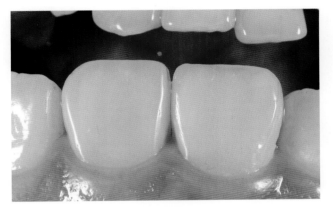

图 4.6.50

患牙 11、21 术后 3 个月唇面照。

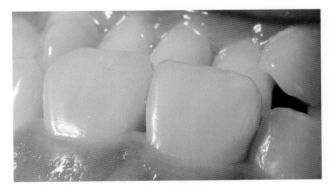

图 4.6.51

患牙 11、21 术后 3 个月侧面照。

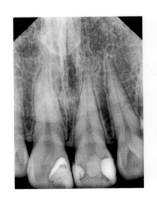
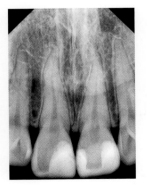

图 4.6.52　　　　图 4.6.53

术前、术后 X 线片对比。

图 4.6.52 是患牙 11、21 术前 X 线片；图 4.6.53 是患牙 11、21 术后 X 线片。

打磨步骤总结：

①打磨轮廓。

②打磨边缘嵴。

③打磨桑田平面。

④当唇侧树脂充填过厚时，则打磨顺序按照③→①→②。

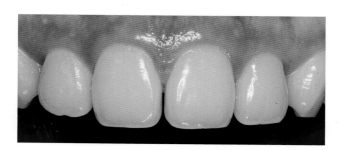

图 4.6.54

有时以上因素都考虑到了，美观效果仍不理想，为何？

因为除了牙齿形态，牙齿长宽比例失调、牙齿长轴、牙龈外形顶点、牙齿颜色、微笑线等因素都可能影响美观效果。其中，对于部分病例，术者可以通过牙齿的打磨修正以达到美观。因此，术者应注意做好术前评估，预判问题所在，提前与患者沟通，避免纠纷。

4.7　抛光注意事项

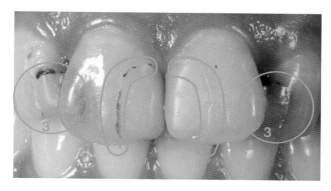

图 4.7.1

树脂修复到抛光步骤时，术者常易忽略检查修复体边缘。

如图 4.7.1 中 1 处，是当时术者没有注意检查边缘有无卡顿感，患牙于术后很快发生边缘着色或者边缘继发龋。

如图 4.7.1 中 2 处，是堆塑表层树脂时，树脂没有堆塑至短斜面或没有使用貂毛刷由树脂刷向患牙导致。

如图 4.7.1 中 3 处，不正确的邻面接触区，导致患牙于后期极易继发龋，甚至导致邻牙的龋坏。

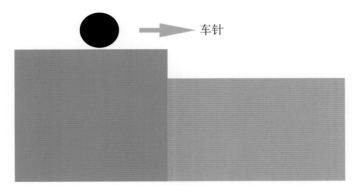

图 4.7.2

怎样才能消除检查发现的修复体边缘问题呢?

如图 4.7.2 所示,车针由蓝色区域向黄色区域修整,则衔接处总有卡顿感。

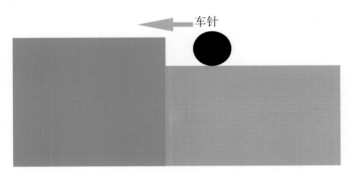

图 4.7.3

如图 4.7.3 所示,车针由黄色区域向蓝色区域修整,则边缘无卡顿感。

总结抛光注意事项:

①树脂在使用红标车针打磨后,用尖锐的探针竖直在树脂修复体边缘来回检查有无卡顿感,若有,应继续使用红标车针打磨,直至无卡顿感。

②当突起部分是树脂,打磨时运针方向应由患牙抛向树脂;反之,则由树脂抛向患牙。

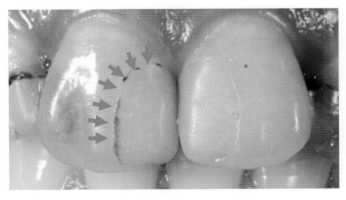

图 4.7.4

如图 4.7.4 所示,使用探针直立在患牙面来回检查边缘时,发现突起部分是树脂,车针打磨方向由患牙抛向树脂。笔者在这一环节常使用 TR-11F 红标车针无水慢速打磨。

4.8 天然前牙图集分享

总有同行问笔者：如何打磨树脂修复后患牙？如何判断患牙形态哪里有问题？为何自己按照前面章节介绍的步骤和方法打磨了，术后效果却不佳？

其实，最根本的原因还是在于术者对牙齿形态不够熟悉，故建议多进行画牙、雕蜡以及打磨等练习。

笔者入门之初，也是通过多观察天然牙，并经过大量牙齿绘画练习（图4.8.1至图4.8.4）、雕刻练习，才逐渐有了自己的见解。画得不好也不要紧，笔者也不曾学习过美术，我们的目的是通过绘画练习、雕刻练习，了解熟悉牙齿形态，而后运用于临床修复后的打磨。

本节笔者将分享自己收集到的一些天然牙照片（图4.8.5至图4.8.16），以供读者进行绘画练习、雕刻练习，读者可借此观察对比自己临床上进行树脂修复后的患牙跟天然牙间有何区别。找出区别之处，便可很快悟道，有助于提升打磨技术。

在此也提醒各位读者，日常遇到好的牙齿形态，记得拍照保存，以供后续参考学习。

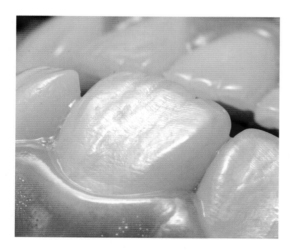

图 4.8.1

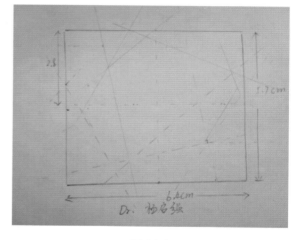

图 4.8.2

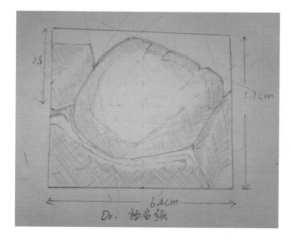

图 4.8.3

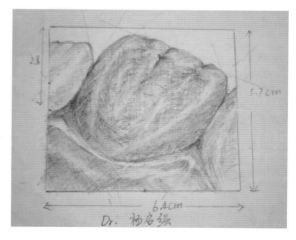

图 4.8.4

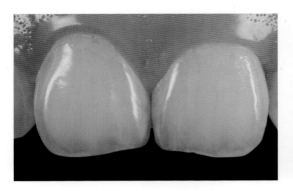

图 4.8.5

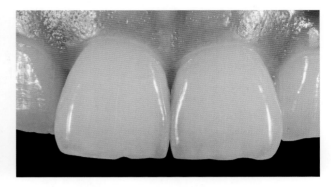

图 4.8.6

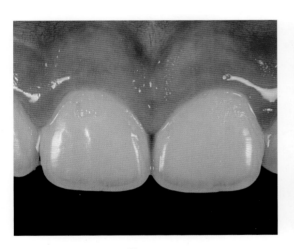

图 4.8.7

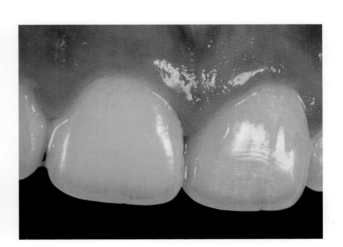

图 4.8.8

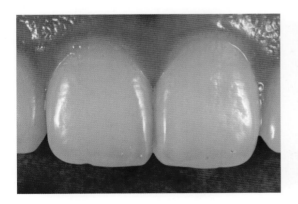

图 4.8.9

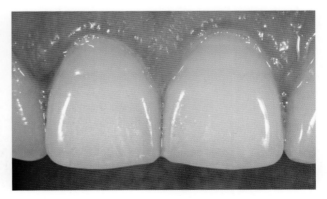

图 4.8.10

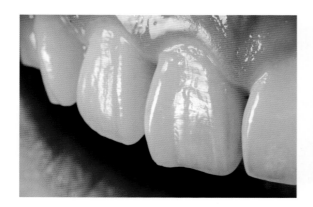

图 4.8.11

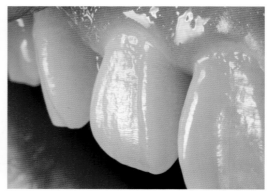

图 4.8.12

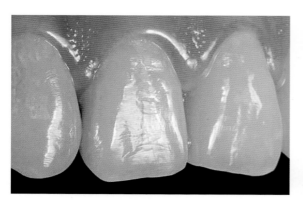

图 4.8.13

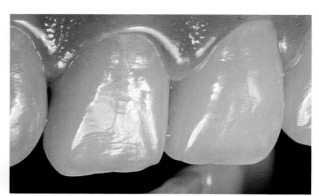

图 4.8.14

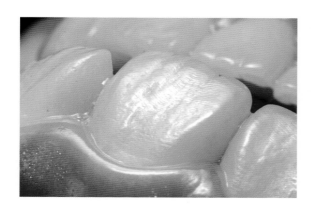

图 4.8.15

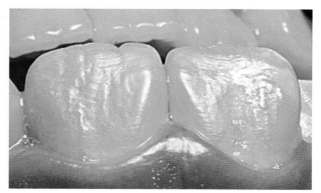

图 4.8.16

后牙树脂修复篇

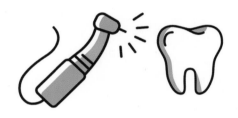

5   后牙树脂修复流程

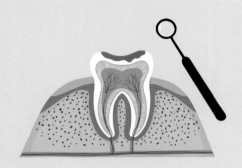

在前文已分享的前牙树脂修复相关知识的基础上，
本章将分享后牙树脂修复相关知识。

5.1　修复流程

笔者根据临床经验总结的后牙修复流程如下：

①收集病例资料，并拍摄术前照。

②检查并进行术前评估。

③确定树脂修复方案。

④记录咬合接触点，并拍照记录。

⑤术前医患沟通可否窝沟染色。

⑥局麻。

⑦上障。

⑧去腐。

⑨备洞，拍摄术中照。

⑩酸蚀。

⑪冲洗。

⑫干燥窝洞（活髓牙注意保持本质层微湿润）。

⑬涂布 2 ～ 3 次粘接剂。

⑭流体树脂衬洞牙本质层 0.5 mm。

⑮Ⅰ类洞可直接进行分尖堆塑；Ⅱ类洞先建立邻面壁，再进行分尖堆塑；后牙大面积充填病例则先恢复颊舌（腭）侧壁，然后建立邻面壁，最后再进行分尖堆塑。

⑯打磨外形。

⑰拆除橡皮障。

⑱调𬌗，记录咬合接触点。

⑲即刻抛光或术后 1 周抛光，拍摄术后照。

⑳医嘱：术后半年复诊检查修复体及每年定期抛光。

5.2　病例讲解

下面通过一个临床病例讲解后牙树脂修复流程。

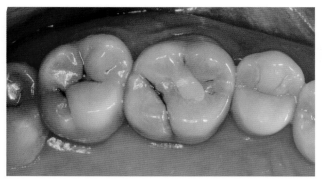

图 5.2.1

收集病例资料，并拍摄患牙 26、27 术前照。检查评估并确定患牙 26、27 适合树脂修复。患牙 26、27 去腐后预估为 I 类洞，不涉及破坏更多原天然牙的外形，可用分尖堆塑法或印章法修复患牙 26、27。

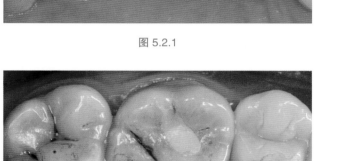

图 5.2.2

记录咬合接触点，并拍照记录。

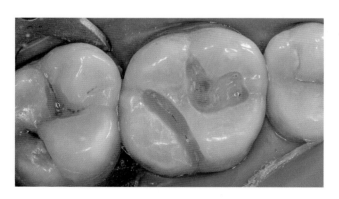

图 5.2.3

对患牙 26 进行局麻，上障，使用车针 BR-45 去腐（龋坏较小时可用 BR-49 去腐），使用车针 BR-46 平整洞底，使用 TR-13F 平整洞缘，使用 TR-13EF 和硅橡胶磨头抛光洞缘。

I 类洞不备短斜面。

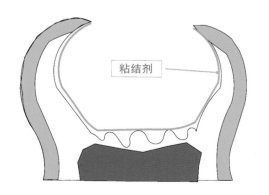

粘结剂

图 5.2.4

注意洞底不平整，粘接层易空心，修复后易咬合痛。接近髓腔处，可酌情考虑不平整洞底以预防意外穿髓。

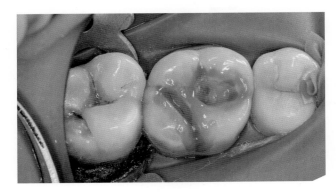

图 5.2.5

患牙 26 洞缘牙釉质层酸蚀 15 秒，冲洗 1 分钟。下一步使用强吸吸干患牙窝洞牙釉质层，牙本质层"一吸而过"。

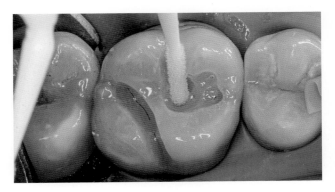

图 5.2.6

干燥窝洞后，涂布 2 ～ 3 次粘接剂，粘接剂需吹干亮。

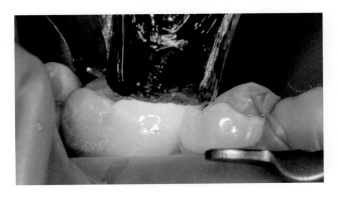

图 5.2.7

光固化 20 秒。

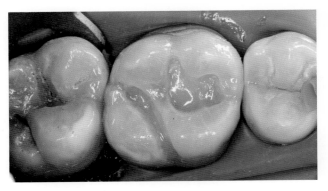

图 5.2.8

患牙 26 流体树脂衬洞牙本质层 0.5 mm，光固化 20 秒。

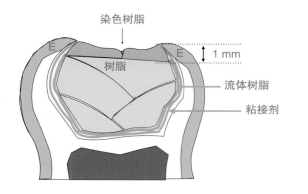

图 5.2.9

若窝洞较深，斜行充填窝洞恢复至距离𬌗面 1 mm，再分尖充填。

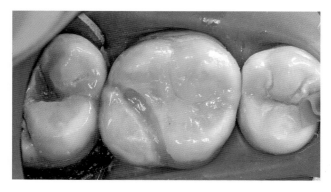

图 5.2.10

𬌗面窝洞分尖堆塑，树脂与树脂相交，自然形成窝沟。近中𬌗面洞分尖堆塑完成。

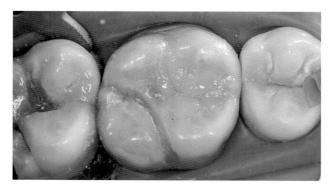

图 5.2.11

注意：再小的窝洞也应分尖堆塑。

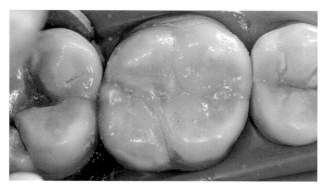

图 5.2.12

患牙 26 远中腭沟分尖堆塑完成。

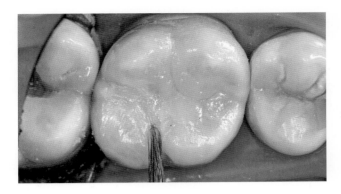

图 5.2.13

每次堆塑完成后，应使用貂毛笔刷光滑边缘，再光固化 20 秒。

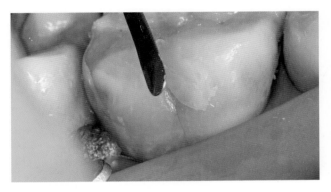

图 5.2.14

颊侧点隙，分两侧充填。

颊侧点隙龋洞，充填后常见洞缘白线，是整块树脂充填，光固化时树脂向中心收缩导致的，故应分两侧充填。若窝洞较小无法分两侧充填时，可预防性扩展制备宽度为 1 mm 的短斜面。

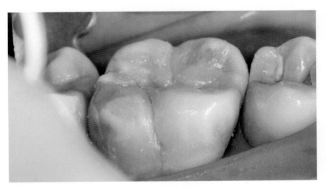

图 5.2.15

患牙 26 充填完成后腭侧照。

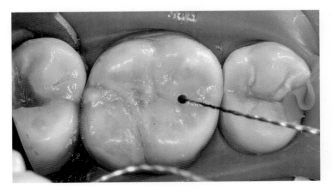

图 5.2.16

切记术前进行医患沟通确认可否窝沟染色。

后牙树脂颜色选择时，一般选用 A3 色牙体色树脂即可，窝沟染色后，便立体仿真。但多数患者不理解窝沟染色，术者需花时间解释为何进行窝沟染色，且若是转诊病例，会导致接诊医生误判等问题，故笔者建议术者常规不进行染色。

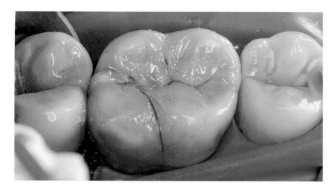

图 5.2.17

若染色过浓，可使用粘接剂稀释，反复 1～2 次吸收多余粘接剂后，窝沟留下若隐若现的染色树脂。

染色确认后，光固化 5 秒。

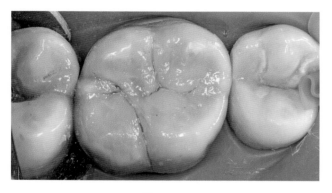

图 5.2.18

患牙 26 染色完成的颌面照。

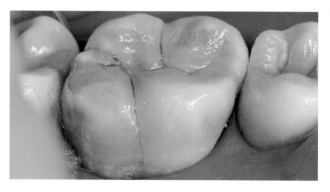

图 5.2.19

患牙 26 染色完成的腭侧照。

窝沟染色后的牙齿明显立体、逼真。若读者担心窝沟会有食物残留，可使用缝隙封闭剂封闭窝沟，打磨抛光时粉末便无法进入沟内。

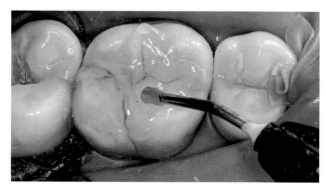

图 5.2.20

下一步注射阻氧剂覆盖树脂修复体，光固化 40 秒。

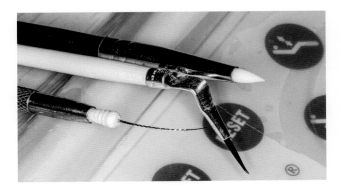

图 5.2.21

充填患牙 26 所使用的工具。

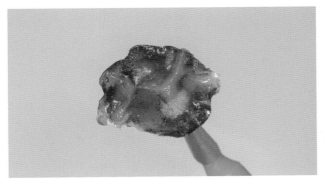

图 5.2.22

患牙 27 计划进行印章法树脂修复,去腐前制作𬌗面形态印章。

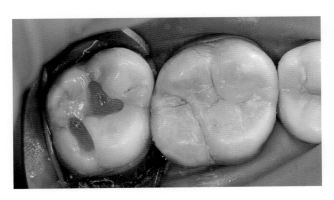

图 5.2.23

患牙 27 依次进行去腐,备洞,酸蚀,冲洗,干燥,涂布粘接剂,流体树脂衬洞牙本质层。

有时龋洞较深、近髓,靠近髓腔着色部分应尽量磨除至无着色;若磨除干净着色牙体有穿髓风险,牙本质层可磨除至硬质牙本质即可,但釉牙本质界须清除干净。

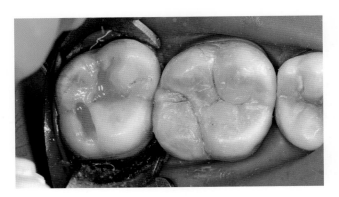

图 5.2.24

患牙 27 充填窝洞恢复至距离𬌗面 1 mm,再进行𬌗面形态印章制作。

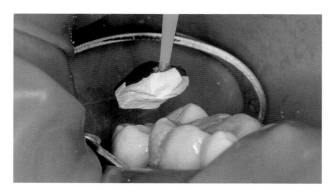

图 5.2.25

患牙 27 充填树脂进窝洞，术前制作的印章覆盖上特氟龙胶带，就位患牙后进行印章修复。印章修复完成后，刮除洞缘多余树脂，刷光滑，光固化 20 秒。

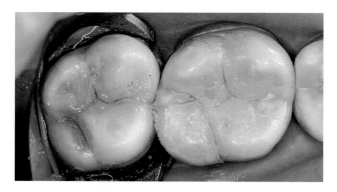

图 5.2.26

患牙 27 充填完成。

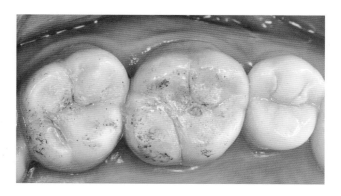

图 5.2.27

患牙 26、27 调𬌗、抛光。

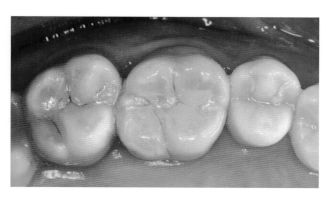

图 5.2.28

患牙 26、27 术后即刻照。

6 I类洞树脂修复

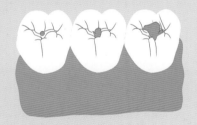

　　发生在所有牙齿的发育窝、沟内的龋损所制备的窝洞，称为 I 类洞。本章将详细分享发生在后牙区 I 类洞的树脂修复方法。

6.1 牙齿形态

学习后牙区Ⅰ类洞的树脂美学充填，为何要先学习牙齿形态？因为若不熟悉牙齿形态，便无法通过树脂分尖堆塑后牙。因此，本章会重点分享牙齿形态相关知识。

那为何要采用分尖充填，大块充填不是更快吗？因为采用分尖堆塑除了美观外，还有很多优点：Ⅰ类洞术后常易出现白线问题，通过分尖堆塑，可有效减少树脂收缩时拉裂粘接层，避免白线产生；恢复尖窝，咀嚼效率高，可有效减少食物嵌塞问题，也可防止块状食物对软组织的冲击；有利于建立正常的𬌗关系和保持𬌗关系的稳定；等等。

初学者在进行分尖充填操作前，切记先熟悉牙齿形态。

图 6.1.1 至图 6.1.10 是笔者根据患者口内真实牙齿形态绘制而成，读者可用白纸贴着书本描摹，有助于快速记忆窝沟形态并应用于堆塑。

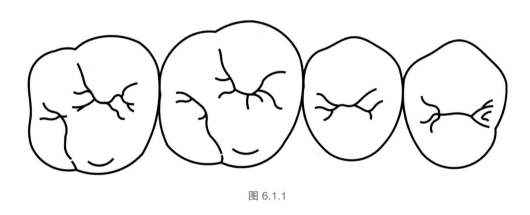

图 6.1.1

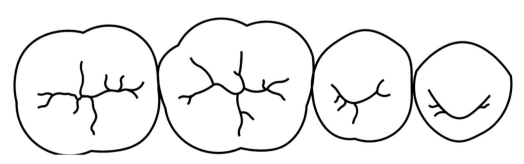

图 6.1.2

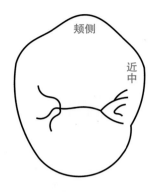

图 6.1.3

上颌第一前磨牙。

（窝沟记忆方法："H"）

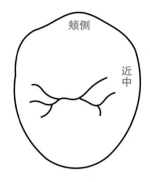

图 6.1.4

上颌第二前磨牙。

（窝沟记忆方法："H"）

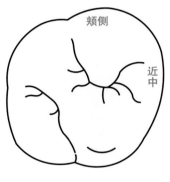

图 6.1.5

上颌第一磨牙。

（窝沟记忆方法："⅄" + "ʅ"）

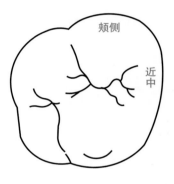

图 6.1.6

上颌第二磨牙。

（窝沟记忆方法："⅄" + "ʅ"）

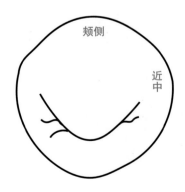

图 6.1.7

下颌第一前磨牙。

（窝沟记忆方法："U"）

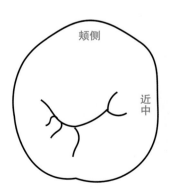

图 6.1.8

下颌第二前磨牙。

（窝沟记忆方法："Y"）

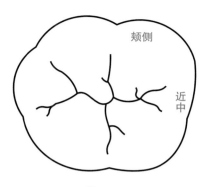

图 6.1.9

下颌第一磨牙。

（窝沟记忆方法："十"+"、"）

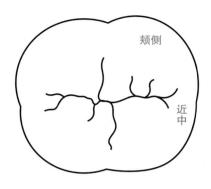

图 6.1.10

下颌第二磨牙。

（窝沟记忆方法："十"）

在经过一段时间的牙齿绘画练习后，便可进行雕蜡、雕石膏、打磨练习。作品完成后，应注意仔细对比天然牙，琢磨作品问题，不断总结、进步，以达到精通。

（1）上颌参考图

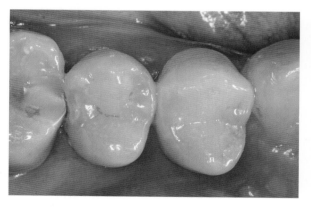

图 6.1.11

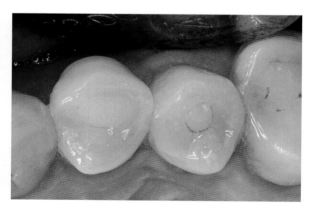

图 6.1.12

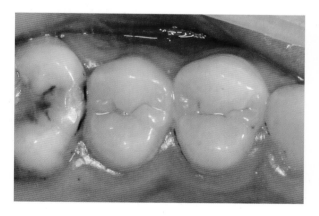

图 6.1.13

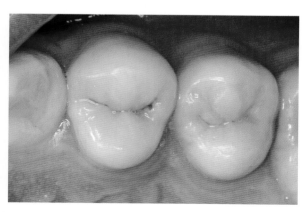

图 6.1.14

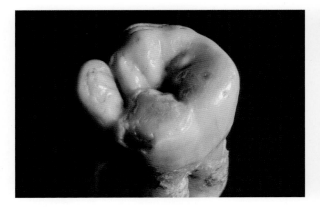

图 6.1.15

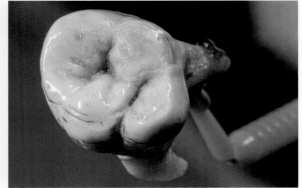

图 6.1.16

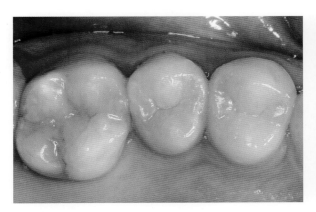

图 6.1.17

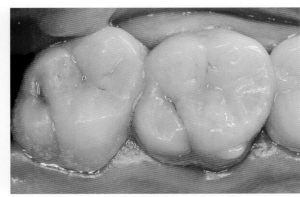

图 6.1.18

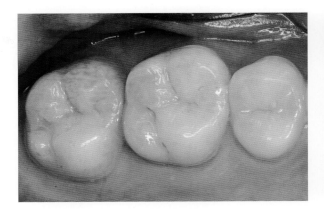

图 6.1.19

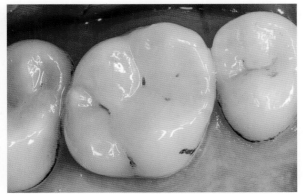

图 6.1.20

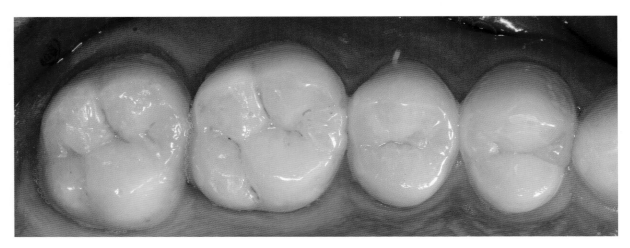

图 6.1.21

（2）下颌参考图

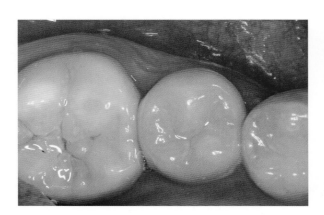

图 6.1.22

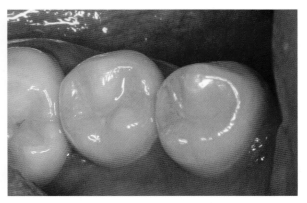

图 6.1.23

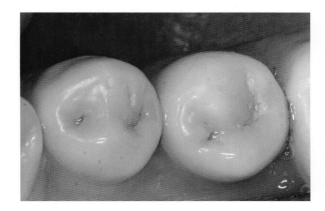

图 6.1.24

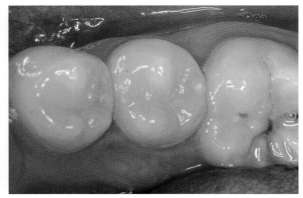

图 6.1.25

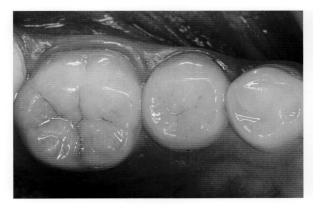

图 6.1.26

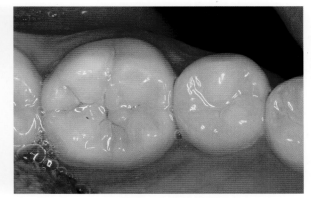

图 6.1.27

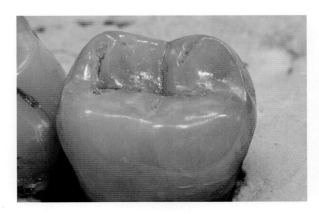

图 6.1.28

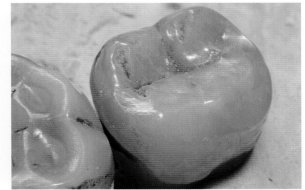

图 6.1.29

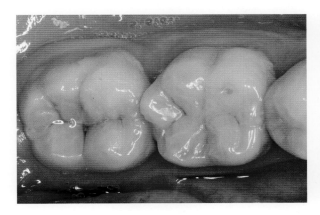

图 6.1.30

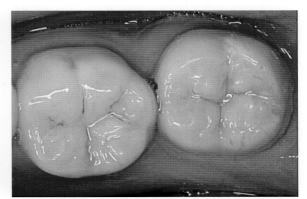

图 6.1.31

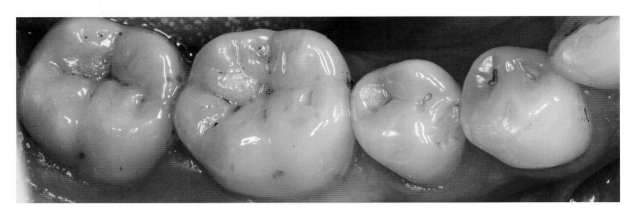

图 6.1.32

（3）练习案例参考图

图 6.1.33 至图 6.1.37 是笔者用树脂雕刻练习上颌第一磨牙抛光前照片，图 6.1.38 是所用的雕刻工具，图 6.1.39 至图 6.1.44 是抛光后照片。

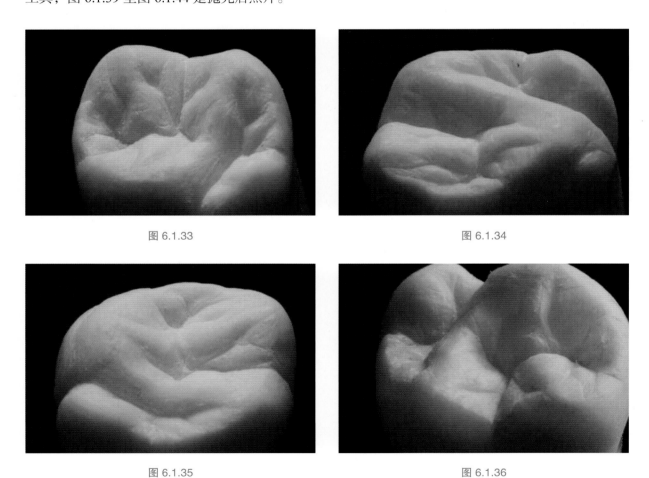

图 6.1.33

图 6.1.34

图 6.1.35

图 6.1.36

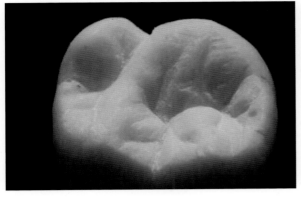

图 6.1.37

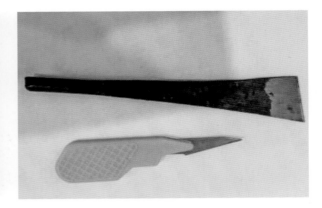

图 6.1.38

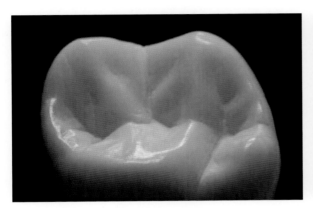

图 6.1.39

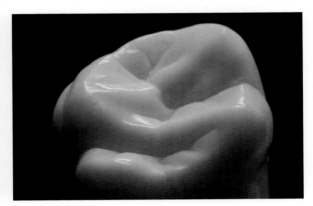

图 6.1.40

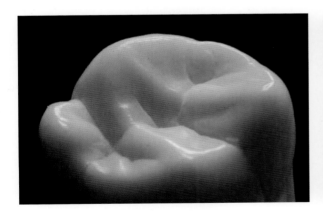

图 6.1.41

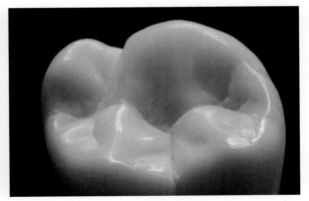

图 6.1.42

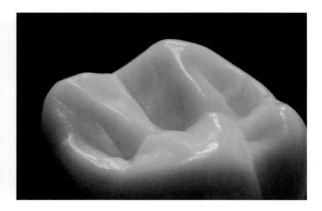

图 6.1.43 图 6.1.44

6.2 充填高度控制

术者熟练掌握牙齿形态后,下一步需要学会控制树脂充填高度。

如何控制树脂充填高度,以减少充填后调𬌗工作?这需要术者熟记窝沟,并在此基础上先定位患牙牙窝的位置,再进行分尖堆塑,如此便可有效减少调𬌗时间;另外,充填时切记顺着剩余牙尖坡度刮除多余的树脂。

(1)上颌第一磨牙牙窝定位

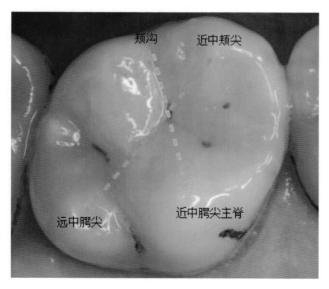

借助近中颊尖、远中腭尖连线与近中腭尖主嵴、颊沟连线的交点定位近中𬌗面窝。

图 6.2.1

（2）下颌第一磨牙牙窝定位

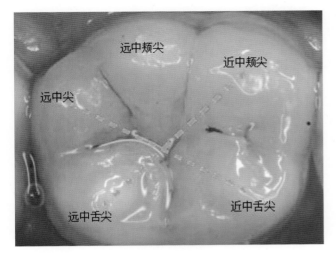

图 6.2.2

借助近中颊尖、远中舌尖连线与近中舌尖、远中尖连线的交点初步定位中央窝。

（3）整体性牙窝定位

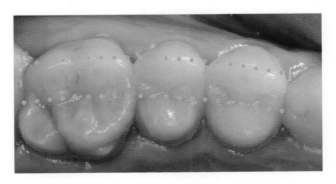

图 6.2.3

尖、窝位置一般与牙弓弧度一致。

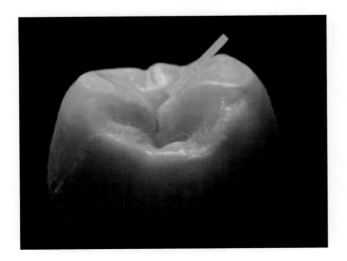

图 6.2.4

经验总结：
①术前注意记录咬合接触点。
②洞缘的设计应避开咬合接触点。
③充填时应顺着牙尖坡度刮除树脂。

6.3 分尖堆塑法

分尖堆塑法：Ⅰ类洞树脂充填窝洞至距离殆面 1 mm 后，根据窝沟分尖堆塑，可按顺时针、逆时针、对角等顺序进行充填，窝沟最后自然形成，是修复牙齿形态的方法之一。

当读者已熟练掌握牙齿形态，也知悉如何控制树脂充填高度，便可开始练习分尖堆塑操作。

笔者总结的 4 种分尖堆塑方式如下：

（1）分尖堆塑方式 1

Ⅰ类洞堆塑树脂至距离殆面 1 mm，并定位窝的位置后，按窝沟形态分尖堆塑患牙，窝沟自然形成，最后在表层窝沟内注射棕色或深棕色染色树脂，粘接剂棒吸取多余染色树脂，光固化完成充填。充填顺序可按顺时针、逆时针、对角等（图 6.3.1 至图 6.3.6 为Ⅰ类洞顺时针充填示意图，图 6.3.7 至图 6.3.8 为填充完成后效果图）。

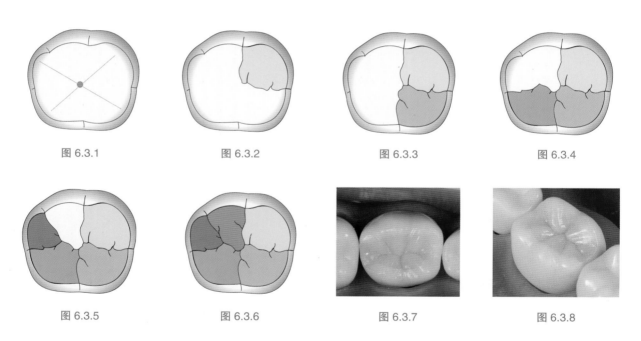

图 6.3.1 图 6.3.2 图 6.3.3 图 6.3.4

图 6.3.5 图 6.3.6 图 6.3.7 图 6.3.8

（2）分尖堆塑方式 2

Ⅰ类洞堆塑树脂至距离殆面 1 mm 后，洞底平铺一层树脂，固化前用尖锐器械勾画出窝沟形态，固化后染色，再按染色后的窝沟分尖堆塑，如图 6.3.9 至图 6.3.16 所示。

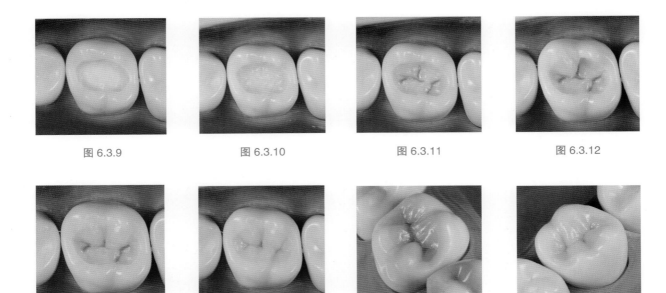

图 6.3.9 　　　　　图 6.3.10 　　　　　图 6.3.11 　　　　　图 6.3.12

图 6.3.13 　　　　　图 6.3.14 　　　　　图 6.3.15 　　　　　图 6.3.16

（3）分尖堆塑方式 3

使用牙本质树脂分尖堆塑窝洞至距离𬌗面 1 mm，固化后使用染色树脂染色窝沟，光固化染色树脂，表层再铺放牙釉质树脂，如图 6.3.17 至图 6.3.24 所示。

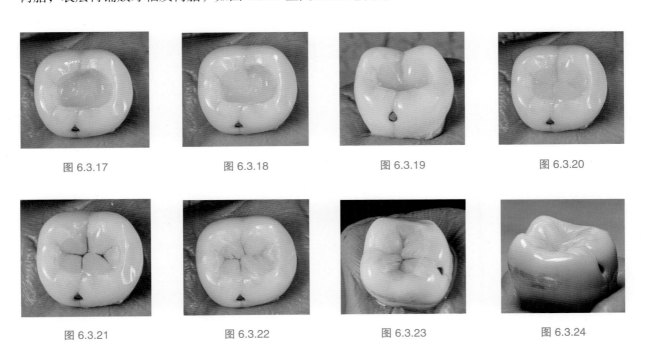

图 6.3.17 　　　　　图 6.3.18 　　　　　图 6.3.19 　　　　　图 6.3.20

图 6.3.21 　　　　　图 6.3.22 　　　　　图 6.3.23 　　　　　图 6.3.24

（4）分尖堆塑方式 4

使用牙体色树脂分尖堆塑窝洞，堆塑完成一个牙尖时，便开始在牙尖侧面染色，光固化染色树脂后，再堆塑下一个牙尖直至完成，如图 6.3.25 至图 6.3.32 所示。

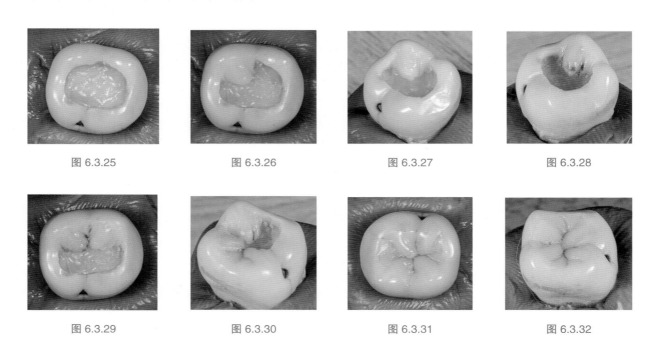

| 图 6.3.25 | 图 6.3.26 | 图 6.3.27 | 图 6.3.28 |

| 图 6.3.29 | 图 6.3.30 | 图 6.3.31 | 图 6.3.32 |

6.4　印章法

印章法：Ⅰ类洞树脂充填窝洞至距离𬌗面 1 mm 后，根据术前使用牙龈封闭剂或流体树脂制作的印章恢复牙齿形态的方法。

本节通过分享一个临床病例讲解Ⅰ类洞印章法。

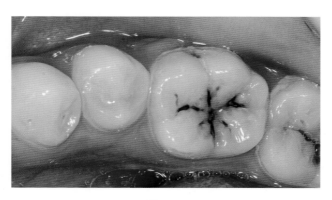

图 6.4.1

术前吹干患牙𬌗面，用蘸有唾液的棉球擦拭牙面，起分离作用。若𬌗面存在窝洞，可用蜡或牙龈封闭剂简易恢复牙齿形态。

使用流体树脂或牙龈封闭剂注射在患牙𬌗面光固化以制作𬌗面形态印章。

可使用流体树脂配合牙龈封闭剂制作印章以复制高清的窝沟形态。印章的边缘需稍厚一点，避免撬取印章时边缘崩裂；制作的印章边缘应涵盖颊沟/舌沟，以便印章复位时易找准位置。同时修复多颗牙齿需制作多个印章时，注意按序摆放印章，避免错乱。

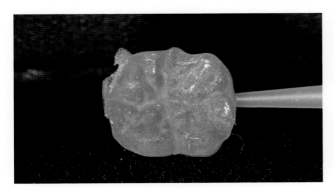

图 6.4.2

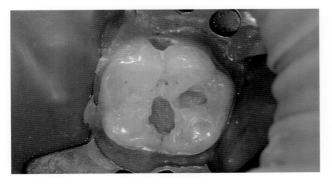

图 6.4.3

印章制作完成后，开始去腐。

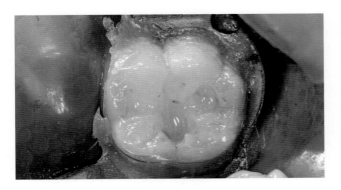

图 6.4.4

依次进行去腐，备洞，酸蚀，冲洗，干燥，涂布 2～3 次粘接剂，流体树脂衬洞牙本质层，树脂充填恢复至距𬌗面 1 mm。

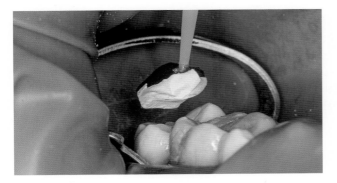

图 6.4.5

窝洞充填满树脂，术前制作的印章覆盖上特氟龙胶带，就位患牙后加压印章。

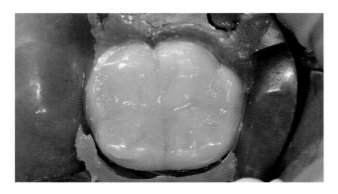

图 6.4.6

移走印章，慢慢从一侧掀开牙面上的特氟龙胶带，顺着牙尖坡度刮除多余树脂，刷光滑洞缘，光固化 5 秒。

注意选择充填树脂时勿选用黏性太大的树脂，否则印章制作容易失败。

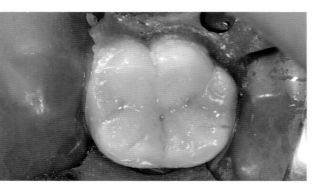

图 6.4.7

在窝沟内注射棕色染色树脂，使用粘接剂棒吸取多余染色树脂，光固化完成充填，拆除橡皮障，调𬌗，抛光。

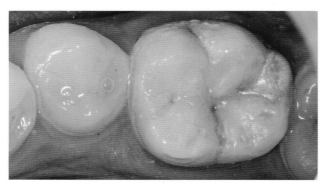

图 6.4.8

术后即刻照。

7 Ⅱ类洞树脂修复

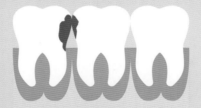

发生在后牙邻面的龋损所制备的窝洞，称为Ⅱ类洞。
本章将详细分享发生在后牙区Ⅱ类洞的树脂修复方法。

7.1 备洞注意事项

Ⅱ类洞是临床常遇到的洞型，本节从备洞注意事项、豆瓣的选择、接触区的设计、楔子的使用、成形环的使用等方面介绍如何修复Ⅱ类洞，并以 2 个病例讲解Ⅱ类洞修复操作的步骤。

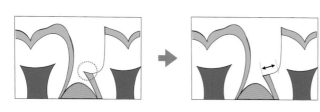

图 7.1.1

去腐完成后，制备邻面洞，邻面洞的龈壁需用釉质凿清除飞边（图 7.1.2），以避免术后受力崩裂，造成邻面微渗漏问题。

龈壁宽度建议至少为 1 mm，以避免出现树脂修复体厚度不足、强度不足问题。龈壁应位于接触区龈方，以便术后可使用抛光条抛光洞缘。

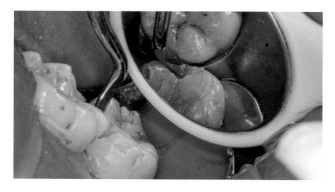

图 7.1.2

临床实践发现即使豆瓣与患牙紧密贴合，术后仍会检查到树脂与患牙边缘处存在卡顿感。为预防边缘着色龋坏，建议制备邻面洞颊舌洞缘达自洁区，以便术后抛光打磨。

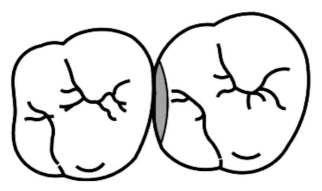

图 7.1.3

预备邻面洞时，若预备成如图 7.1.3 形状，充填时颊舌（腭）侧边缘会出现难以充填严密的情况。

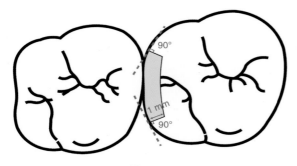

图 7.1.4

邻面洞颊舌侧应预备成如图 7.1.4 的形状，颊舌洞壁与切线成 90° 且有 1 mm 的宽度。

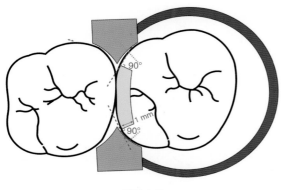

图 7.1.5

备邻面洞时的颊舌（腭）侧洞缘不能超过成形环的 1/2（图 7.1.5 画绿色虚线范围），若龋坏已超过此处，应先恢复颊舌（腭）侧壁，否则修复后的患牙轮廓不对或者成形环夹持的豆瓣向患牙一侧倾斜都将会导致修复后有牙缝。

7.2　豆瓣的选择

Ⅱ类洞病例备洞后，开始选择豆瓣。豆瓣不是随意选择的，而是需要根据不同情况选择，有时还需要术者进行个性化裁剪。

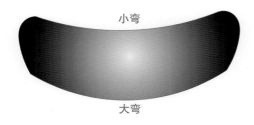

图 7.2.1

备洞完成后，下一步是选择合适的豆瓣。将豆瓣放入患牙邻面，豆瓣的小弯位于𬌗方，大弯位于龈方。

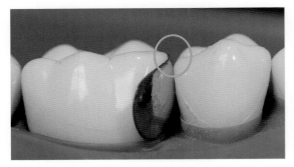

图 7.2.2

豆瓣小弯边缘应与邻牙边缘嵴平齐。

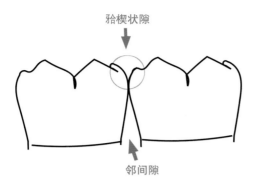

图 7.2.3

使用合适的豆瓣建立的邻面壁，与邻牙形成殆楔状隙（图 7.2.3 红圈处）。

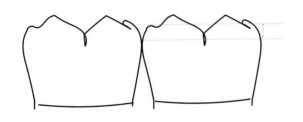

图 7.2.4

豆瓣与邻牙形成的接触点刚好位于边缘嵴龈方 1 mm 处。

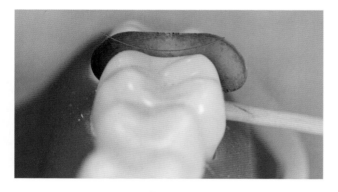

图 7.2.5

如选择的豆瓣小弯边缘超出殆面，会导致术者不易建立适合高度的邻面壁，术后需调殆多且与邻牙呈直面接触。患牙邻面无弧度及殆楔状隙，术后食物溢出困难。

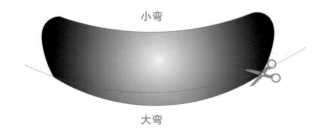

图 7.2.6

若无法找到平齐邻牙边缘嵴的豆瓣，可用剪刀修剪豆瓣的大弯至合适为止。

殆楔状隙过宽（图 7.2.7）或接触点偏移到殆方（图 7.2.8），此两种情况都易导致患牙术后出现食物嵌塞。故上成形环后，应先确认豆瓣与邻牙有良好接触关系再充填树脂。

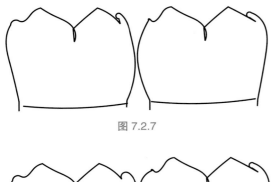

殆楔状隙过宽。

图 7.2.7

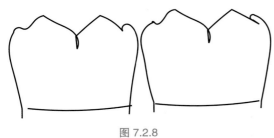

接触点偏移到殆方。

图 7.2.8

7.3　接触区的设计

　　选好豆瓣后，下一步需要注意观察豆瓣与邻牙形成的接触区。接触区设计不对，易导致患牙术后邻面出现食物嵌塞。故本节将特别分享关于接触区设计的思考。

　　选择合适豆瓣放入邻面，观察并确认豆瓣与邻牙的接触区是否合理（如图 7.3.1、图 7.3.2 所示为合理的接触区）、豆瓣邻面有无凹陷、所形成患牙轮廓是否正确等。若存在问题，应修整颊舌（腭）侧壁。

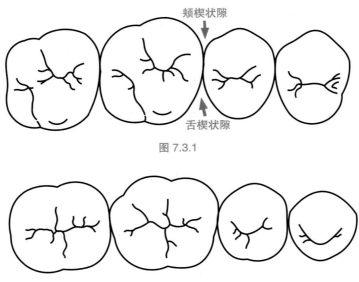

图 7.3.1

图 7.3.2

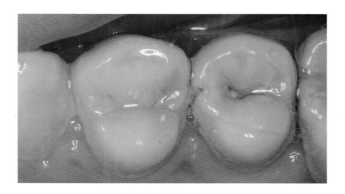

图 7.3.3

如图 7.3.3 所示，第一前磨牙与第二前磨牙的接触点过于偏颊侧，易发生食物嵌塞致龋坏，术者在修复时应避免类似错误出现。

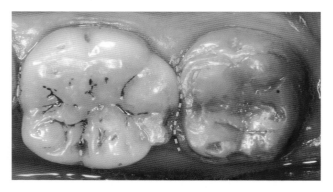

图 7.3.4

如图 7.3.4 所示，第二磨牙近中釉质层崩裂，而后往第一磨牙远中倾斜或者移动。

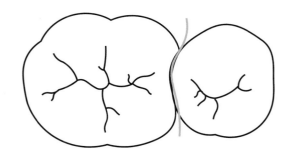

图 7.3.5

或出现第一磨牙近中龋坏（图7.3.5），而后往第二前磨牙远中倾斜或移动等情况，若术者简单去腐备洞便开始修复，术后邻面如图 7.3.5 中绿线标示形变，日后同样易发生食物嵌塞致继发龋坏。

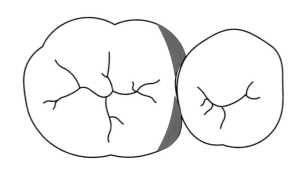

图 7.3.6

针对上述问题，术者放入豆瓣后应观察豆瓣的弧度是否正常，若非圆弧应取出豆瓣，车针打磨修整患牙颊舌（腭）侧（图 7.3.6）。有时因患牙为活髓牙，未必能调整过多，笔者也会考虑调整邻牙。术前的简单形态评估，可避免很多不必要的麻烦。

7.4　楔子的使用

豆瓣选好，接触区也设计合理，下一步需要观察楔子选择是否合适。本节将围绕木楔子有何作用、如何选择木楔子、楔入的方向、楔入后注意事项等问题详细讲解楔子在Ⅱ类洞树脂修复中的使用。

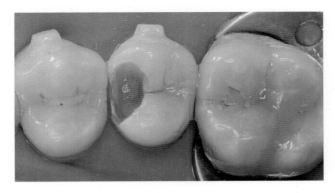

图 7.4.1

术前使用木楔子有助于分牙，也有利于保持间隙，避免患牙因破坏邻接后微小移位。术前使用木楔子，需先局麻和上障。

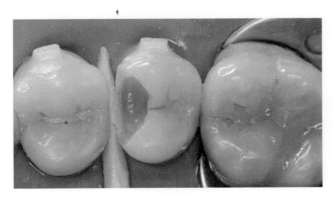

图 7.4.2

此技巧笔者有时也用于帮助暴露更多牙体，使龈下的洞缘暴露成龈上。如图 7.4.2 所示，第二前磨牙的邻面龈壁平龈无法继续打磨，故使用木楔子压开障布，压开牙龈。

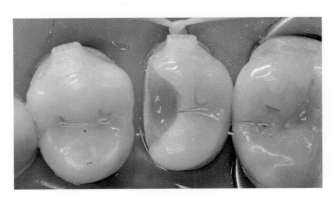

图 7.4.3

去腐完成后的龈壁，转变成为龈上。

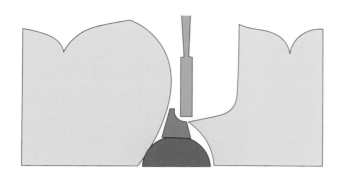

图 7.4.4

塞入木楔子后再进行去腐备洞，木楔子也一同被修整，打磨出个性化的木楔子，更贴紧患牙。

注意：若不先上障，此步骤会导致邻面牙龈渗血影响操作。

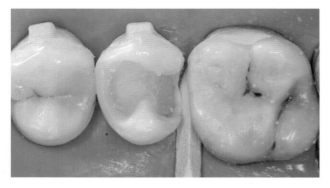

图 7.4.5

塞入木楔子的方向可从颊侧或腭（舌）侧。

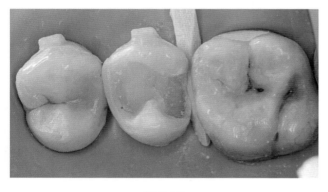

图 7.4.6

在选择合适的木楔子时，颊侧或腭（舌）侧楔入方向都应尝试，观察哪个方向楔入时木楔子与患牙更紧贴，由此决定后续操作时从哪个方向楔入，且应记住木楔子三角形塞入的方向。

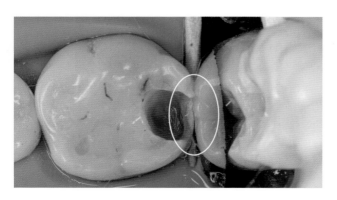

图 7.4.7

应在患牙无豆瓣的情况下挑选合适的木楔子，而不是邻面放入豆瓣后再选取木楔子。

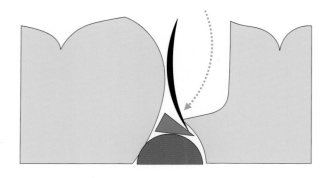

图 7.4.8

邻面放入豆瓣后再选木楔子，眼观豆瓣紧贴患牙，实际充填受压力时豆瓣会变形移位，形成悬突。

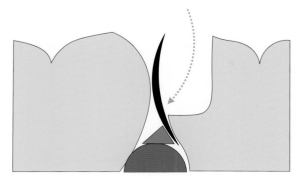

图 7.4.9

若选择过小的木楔子，木楔子实际并未在龈壁洞缘处卡紧豆瓣，也会导致豆瓣在充填受压力时变形移位，形成悬突。

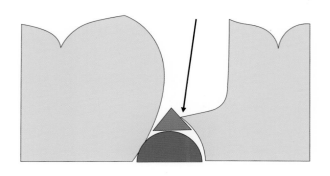

图 7.4.10

合适的木楔子，应能在洞缘卡紧。

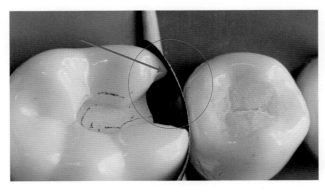

图 7.4.11

选择合适的木楔子后，放置豆瓣在邻面，塞入选好的木楔子，观察豆瓣是否紧贴患牙，同时应观察豆瓣有无变形。变形的可能原因有3种：一是因木楔子挤压豆瓣变形（此情况术者可使用车针或者刀片修整木楔子解决）；二是豆瓣轮廓弧度、患牙轮廓弧度、邻牙轮廓弧度三者不协调导致变形；三是豆瓣过薄，易变形。

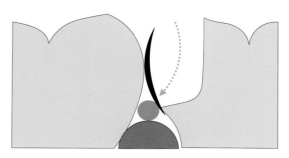

图 7.4.12

最后，不建议使用大锥度牙胶尖充当楔子。牙胶尖较软，充填受压力后，豆瓣便不再紧贴患牙。

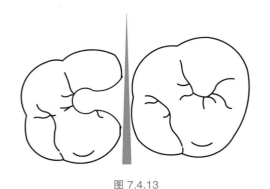

图 7.4.13

且牙胶尖一头大一头小，牙胶尖尖端侧的邻面易充填形成悬突。

7.5 成形环的使用

豆瓣、木楔子、成形环是树脂修复Ⅱ类洞的必需品。本节将详细讲解成形环的使用。

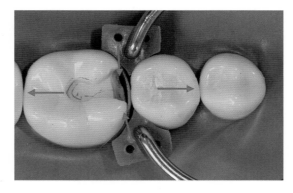

图 7.5.1

读者会问，如何才能让患牙修复完成后无"牙缝"呢？

让患牙修复完成后无牙缝除选择较薄豆瓣外，成形环的好坏也至关重要。不上成形环，术后两牙间易存在一定缝隙。好的成形环能对邻牙产生一定的楔力，补偿豆瓣的厚度，使患牙在术后邻接紧密。

备洞、豆瓣、木楔子准备完成后，邻面放入豆瓣，塞木楔子，上成形环，开始酸蚀，冲洗，干燥（注意本质层湿粘接），涂2次粘接剂，光固化，流体树脂衬洞牙本质层，光固化，而后开始充填。

窝洞较大时，笔者会先涂粘接剂再上豆瓣及成形环，避免粘接剂粘在豆瓣上影响邻面成形效果。这里的排序也会因是否上障而受影响，若不上障，则有可能因豆瓣放入邻面后出血污染术区，导致不能继续进行修复操作。

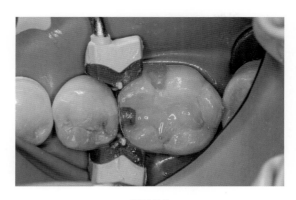

图 7.5.2

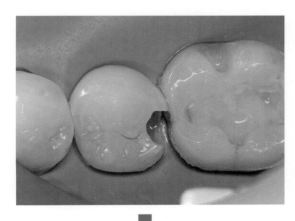

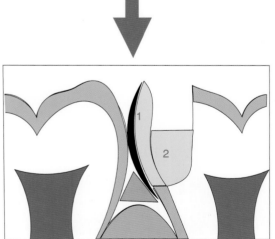

图 7.5.3

如图7.5.3所示的Ⅱ类洞病例，在建立完成邻面壁后，需先在窝洞充填一层树脂固化，才能去掉成形环进行分尖堆塑。若建立邻面后即刻去掉成形环，邻牙有可能挤压邻面壁导致隐裂。

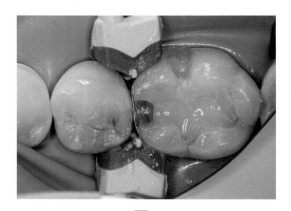

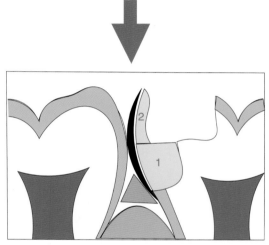

图 7.5.4

邻𬌗面洞类型的病例，在做好常规步骤后，应先充填邻面洞平齐𬌗面洞底，建立邻面壁，再去掉成形环，之后才进行分尖堆塑。

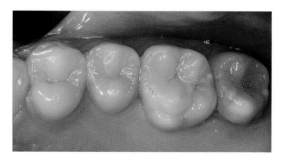

图 7.5.5

充填完成后的Ⅱ类洞，应有边缘嵴、𬌗楔状隙、颊（舌）楔状隙，接触区在合理位置、与邻牙边缘嵴在同一𬌗平面。这样修复，可有效减少患牙术后发生食物嵌塞。

7.6　Ⅱ类洞病例讲解

7.6.1　Ⅱ类洞病例讲解 1

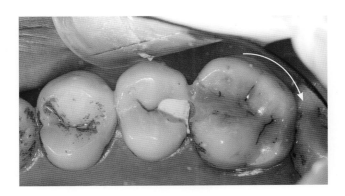

图 7.6.1

患牙 15、16 术前照。接诊此病例后，笔者并没有即刻开始修复操作，而是思考原天然牙为何会龋坏。观察发现患牙 16 顺时针旋转，导致患牙 15、16 接触区偏向腭侧，这也许是原天然牙龋坏的原因之一。

若当时检查咬合接触点，收集更多信息辅助判断效果会更佳。

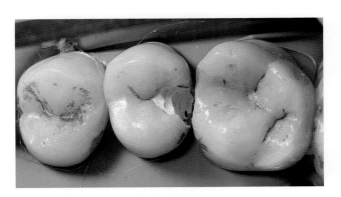

图 7.6.2

磨开患牙 15 远中暂封物，对患牙 14、15、16、17 进行橡皮障隔离术。在磨开患牙 15 远中后，患牙 15、16 障布打孔间隔特意打得稍宽些，以便上障后包裹患牙 15、16 间的牙龈乳牙。而患牙 16、17 因要压障布过邻面，障布间隔打得稍窄些。

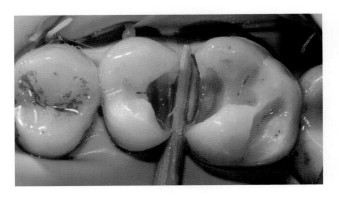

图 7.6.3

术前使用木楔子保持牙齿间隙。去腐完成，磨除薄壁弱尖。术者不必担心磨除薄壁弱尖会导致树脂修复困难，该磨除的必须磨除。

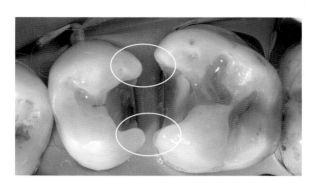

图 7.6.4

对患牙 15、16 进行酸蚀，冲洗，干燥（注意本质层湿粘接），涂 2 次粘接剂，光固化，流体树脂衬洞牙本质层，光固化。

患牙 15、16 邻面卡不紧豆瓣，其原因是颊腭侧壁丢失，故应先恢复颊腭侧壁。

读者可能会想：不做颊腭侧的假壁也能上成形环，为何不直接上成形环？这是因为省略此步骤后，成形环会在𬌗方把豆瓣贴向患牙，术后𬌗楔状隙过宽会导致患牙发生食物嵌塞。

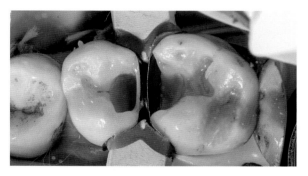

图 7.6.5

采用双豆瓣法修复患牙 15、16，发现患牙 15、16 的接触区偏移到了腭侧，且患牙 16 豆瓣未能在龈壁洞缘处紧贴患牙，故决定先恢复患牙 15 的树脂框架。

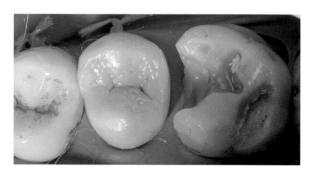

图 7.6.6

患牙 15 充填完成后即刻照，轮廓较正常。

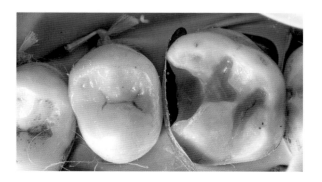

图 7.6.7

患牙 16 近中邻面龈壁提升，颈部打磨抛光完成，再放入豆瓣观察患牙 15、16 接触区是否理想。发现接触区仍偏中 1/3。

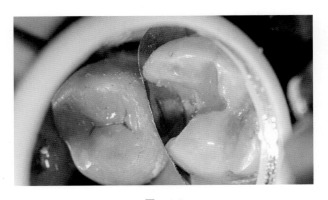

图 7.6.8

口镜观察发现豆瓣变形，若强行进行树脂修复，术后食物嵌塞进入邻面牙齿不易清洁。

临床常见此类病例，这类病例其实应先修整好颊舌（腭）侧壁或邻牙的邻面弧度，再放入豆瓣，观察并确认豆瓣围成的轮廓是否合理、邻面是否变形等，确认都没问题后才可进行邻面壁的建立。

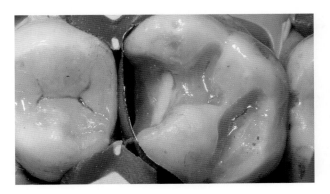

图 7.6.9

笔者通过抛光条修整患牙 15 远中邻面，豆瓣不再凹陷变形。因前两步发现接触区偏中 1/3，故磨除患牙 16 腭侧部分牙体，重新恢复粘接后，颊侧增加树脂假壁。重新放入豆瓣观察，接触区可调整至理想位置，开始下一步。

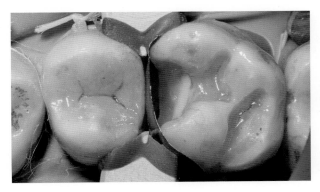

图 7.6.10

上好成形环后，注意观察豆瓣小弯边缘是否刚好平齐邻牙的边缘嵴，还需注意的是豆瓣与邻面在𬌗方形成自然的𬌗楔状隙。

若选择豆瓣时，没注意或没修剪豆瓣至合适状态，后期两牙间是面接触，清洁比较困难，易发生食物嵌塞。

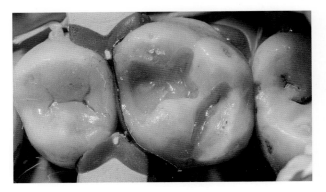

图 7.6.11

上成形环后确认接触区无误，充填龈壁处的窝洞平齐𬌗面洞底，再建立邻面壁，邻面壁厚度应为 1mm。邻面壁固化后，方可撤出成形环，而后分尖充填。

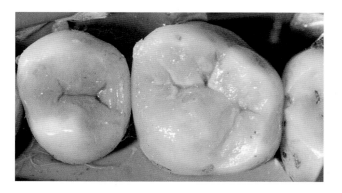

图 7.6.12

患牙16充填完成即刻照。

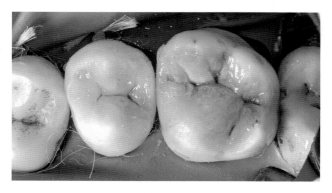

图 7.6.13

患者是口腔医生，同意窝沟染色，笔者也将全程图片交给患者，以便将来复查时可对比。图 7.6.13 为患牙16染色后效果。

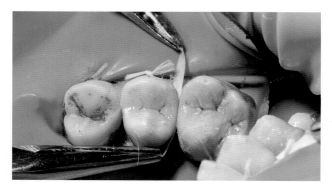

图 7.6.14

使用塑料抛光条，剪窄些以便能从邻间隙通过，两持针钳夹持抛光条C形抛光颈部，探针检查邻面无卡顿感后，再使用更细的抛光条抛光邻面即可。

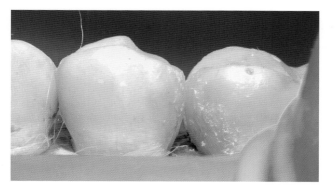

图 7.6.15

修复后的患牙 15、16 颊侧照。

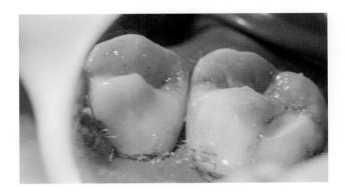

图 7.6.16

修复后的患牙 15、16 腭侧照。

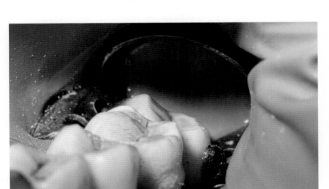

图 7.6.17

图 7.6.17 是为了给读者分享一个上障技巧：有时橡皮障夹子夹不住牙齿，可先使用牙龈封闭剂创造倒凹，如此橡皮障夹便不会滑出。

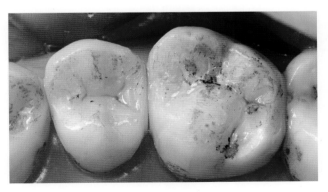

图 7.6.18

检查咬合，打磨，抛光。

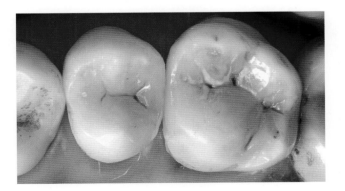

图 7.6.19

术后可见患牙 15、16 边缘嵴及𬌗楔状隙。

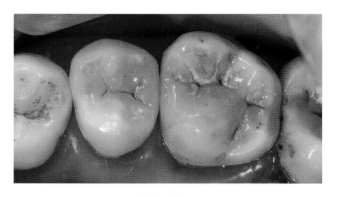

图 7.6.20

患牙 15、16 术后即刻照。术后回访，患者患牙食物嵌塞问题已解决。

7.6.2　Ⅱ类洞病例讲解 2

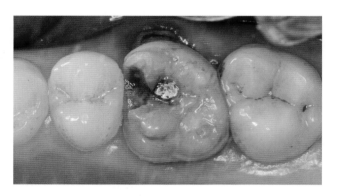

图 7.6.21

患牙 16 术前照。

患牙 16 釉质层崩脱，造成颈部大、殆面小，术者在遇到此类情况时，应警惕。

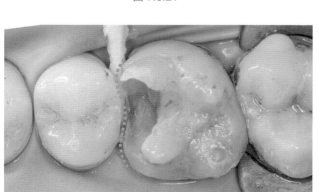

图 7.6.22

患者要求解决右上后牙龋洞食物嵌塞问题。观察发现患牙 16 近中龋坏且殆面釉质层崩脱，患牙 16 向患牙 15 移动，若术者在备洞时不调磨颊腭侧壁，建立的邻面后续易变形。

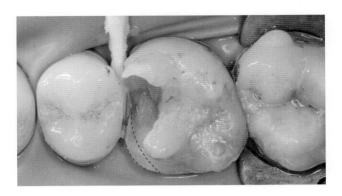

图 7.6.23

笔者当时已有意识修整图中画虚线部分，但因活髓牙，不能修整过多。反复几次修整颊腭侧壁并试放入豆瓣观察，豆瓣仍是变形凹陷。

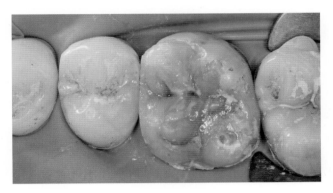

图 7.6.24

考虑到患者张口累，笔者当时便直接充填完成再观察。

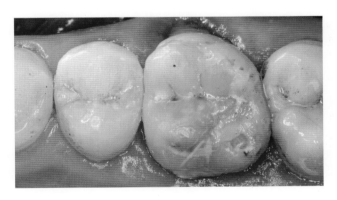

图 7.6.25

拆除橡皮障后即刻照，可见患牙16近中邻面凹陷变形。

医嘱次日进食后复诊。

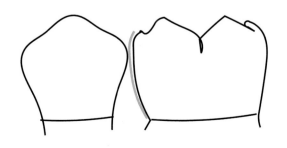

图 7.6.26

当夜反思为何反复修整患牙颊侧壁以及豆瓣，依然出现变形问题，分析得出结论：因患牙16的𬌗面釉质层崩脱，患牙16向近中移动，患牙16颈部凸向患牙15颈部，导致豆瓣变形。

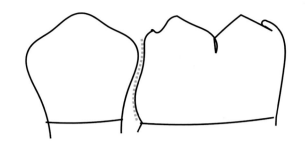

图 7.6.27

此病例患牙 16 颈部凸向患牙 15 颈部，若患牙 16 颈部不先修整改善，很难解决豆瓣变形问题。

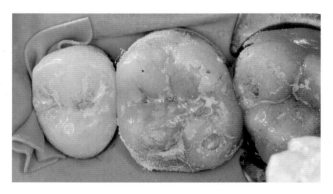

图 7.6.28

次日患者进食后复诊，就诊时发现患牙 16 近中有食物嵌塞，与患者沟通须进行重新修复。可惜未记录到复诊前的照片。

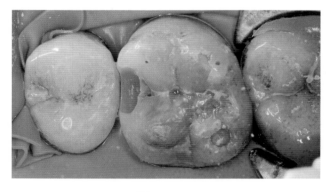

图 7.6.29

笔者用两持针钳夹持塑料抛光条，重复 C 形抛除患牙 16 近中颈部牙体几次，重新预备患牙 16 近中邻面洞。

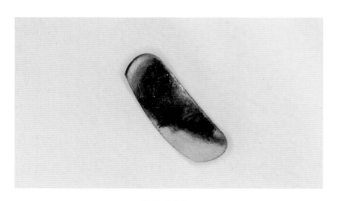

图 7.6.30

重新修剪豆瓣，减小豆瓣的弧度。

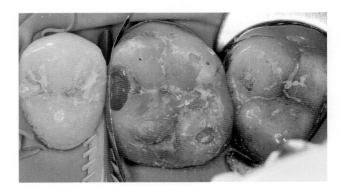

图 7.6.31

豆瓣放入邻面观察，邻面成形圆弧，接触区在理想位置，豆瓣小弯边缘平齐邻牙边缘嵴。

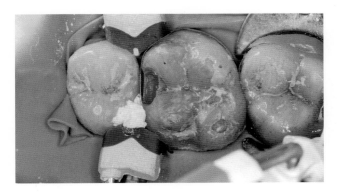

图 7.6.32

上成形环，再观察豆瓣有无变形，不变形便可进行充填。

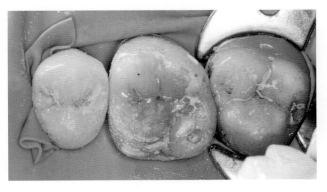

图 7.6.33

患牙 16 充填完成。

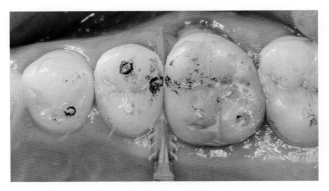

图 7.6.34

检查咬合，发现对颌牙尖刚好咬在患牙 16 近中边缘嵴处，医患沟通需要调整对颌牙尖，签订知情同意书后进行调整。

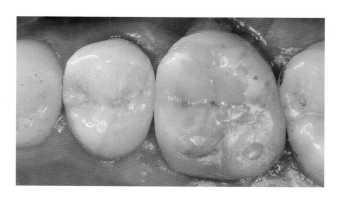

图 7.6.35

吹干患牙 16 邻面特写照。术后追踪，患者无食物嵌塞问题。

7.7　个性化成形环的制作与临床应用

7.7.1　个性化成形环的制作

豆瓣、木楔子、成形环是树脂修复 II 类洞的必需品，有时常规的成品成形环并不能满足临床的需求，无法运用，这时就需要术者自制个性化成形环。

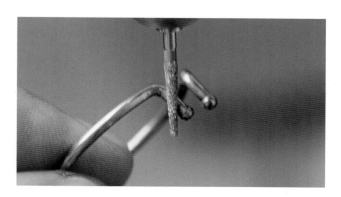

图 7.7.1

有时成品的成形环无法满足某些特殊病例，术者需利用现有的工具制作个性化成形环。

先打磨粗糙豆瓣环。

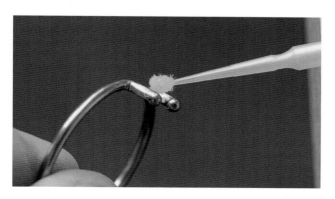

图 7.7.2

涂上粘接剂，吹干亮，光固化。

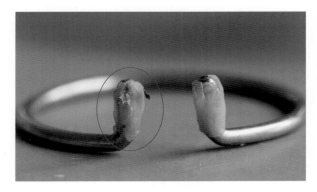

图 7.7.3

使用普通树脂在画红圈处补上一圈树脂。

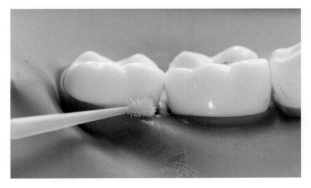

图 7.7.4

患牙颈部处涂上凡士林充当分离剂。

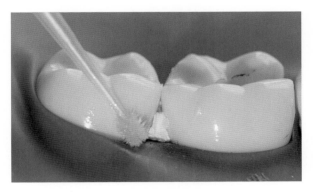

图 7.7.5

若牙龈萎缩，则在两牙邻间隙处塞满特氟龙胶带。

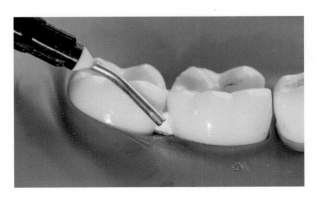

图 7.7.6

注射流体树脂或牙龈封闭剂。

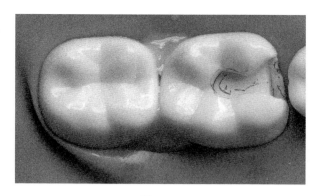

图 7.7.7

注射流体树脂后即刻照。

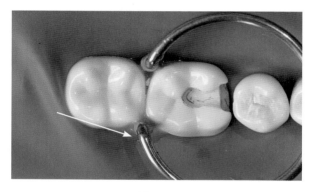

图 7.7.8

上成形环后，在颊（舌）楔状隙注射流体树脂或牙龈封闭剂。

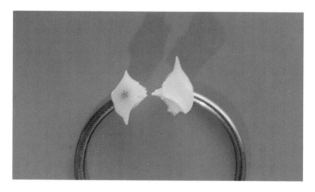

图 7.7.9

光固化流体树脂或牙龈封闭剂，取出成形环，打磨掉飞边，个性化成形环即制作完成。

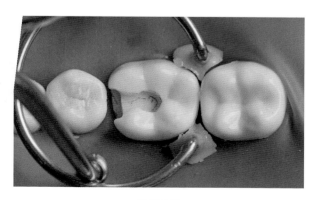

图 7.7.10

个性化成形环效果照。

7.7.2 个性化成形环临床运用病例讲解

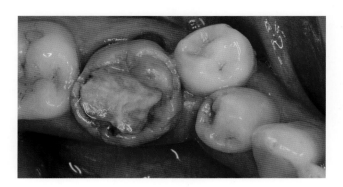

图 7.7.11

患牙 44 远中邻面龋坏术前照。

此病例修复时常规成形环无法使用，需制作个性化成形环。

术前注意到，患牙 44 向舌侧倾斜，这会导致成形环易滑脱。可使用牙龈封闭剂制作患牙 44 颊侧颈部倒凹。

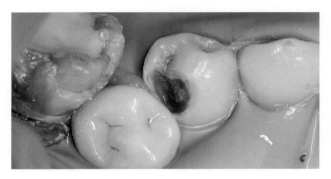

图 7.7.12

患牙 44 的 CT 显示非常近髓，但牙髓健康，与患者沟通后，先行充填治疗。

由图 7.7.12 可见，患牙 44 邻面已龋坏至平龈，去腐未净。

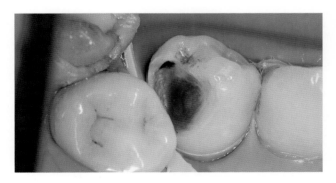

图 7.7.13

使用楔子，压开患牙 44 邻间隙牙龈，龈下洞缘暴露成龈上，去腐后使用龋显示剂观察有无龋坏牙体。

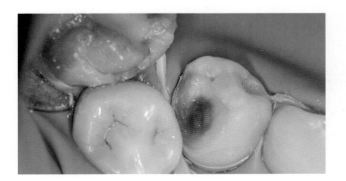

图 7.7.14

去腐完成后，颊舌侧壁丢失。

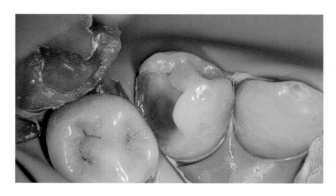

图 7.7.15

对患牙 44 进行酸蚀洞缘 15 秒，冲洗，干燥窝洞（牙本质层注意湿粘接），涂布粘接剂 2 次，光固化，流体树脂衬洞牙本质层，光固化。树脂小球直接堆塑颊侧壁、舌侧壁。

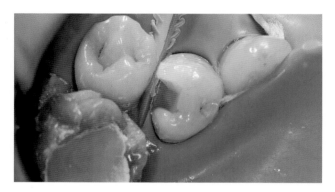

图 7.7.16

采用直接法堆塑颊侧壁、舌侧壁完成后殆面照。

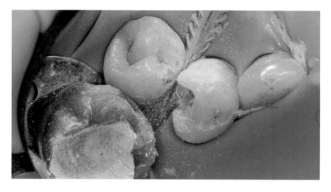

图 7.7.17

使用 TR-11F 红标车针修整患牙 44 轮廓。

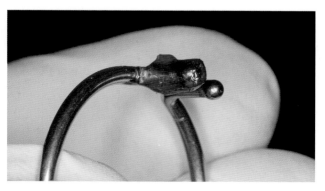

图 7.7.18

制作个性化成形环。

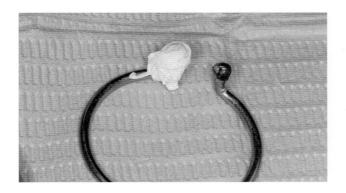

图 7.7.19

制作完成的成形环照。

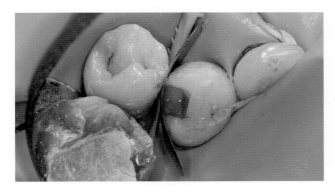

图 7.7.20

修整患牙 44 轮廓及窝洞，重新冲洗，涂布粘接剂，吹干亮，光固化 20 秒，邻面放入豆瓣，塞入木楔子。

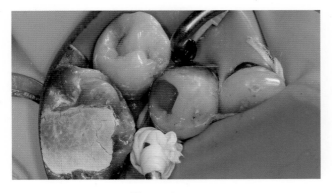

图 7.7.21

上成形环即可完成树脂框架建立，开始充填。

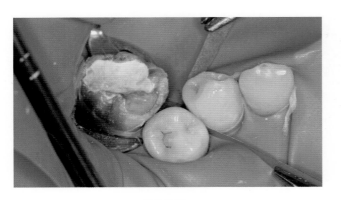

图 7.7.22

充填完成后，打磨抛光。使用塑料抛光条抛光颈部。

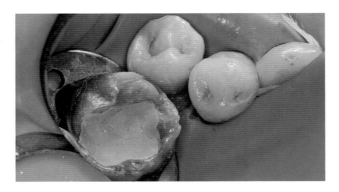

图 7.7.23

修复完成的患牙 44 殆面照。

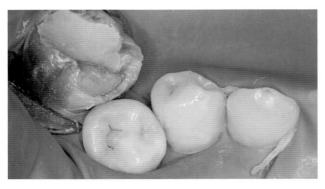

图 7.7.24

修复完成的患牙 44 颊侧照。

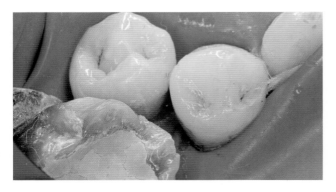

图 7.7.25

修复完成的患牙 44 舌面照。

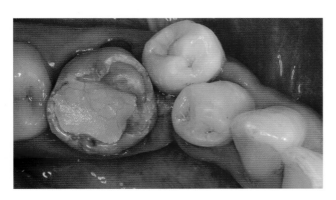

图 7.7.26

拆除橡皮障后的患牙 44 即刻照。

7.8　大面积龋坏的后牙直接树脂修复方法

　　临床常常会遇到后牙大面积龋坏的病例（图7.8.1），此类病例选择间接修复方法相对较好。但部分患者因经济或其他因素，无法选择间接修复，会要求术者直接修复。但术者在患者口内直接树脂修复，较难控制外形，修复的结果常不理想。术者如何应对此类病例呢？

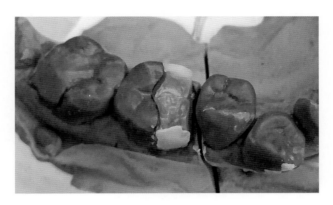

图7.8.1

以下是笔者总结的方法：

① 去腐，薄壁弱尖须磨除。

② 备洞按嵌体设计预备。

③ 备洞完成后在干净的玻璃板上制作两块树脂块。

④ 酸蚀，冲洗，干燥，涂布粘接剂，光固化，流体树脂衬洞牙本质层，光固化。

⑤ 取一块树脂块放入窝洞，把制作好的树脂块像粘接树脂嵌体一样粘接到窝洞，光固化。

⑥ 使用树脂配色颊舌（腭）侧壁后，调𬌗，重新制备窝洞，重新恢复粘接。

⑦ 制作邻面壁，形成树脂框架，充填即可。

7.9　多颗后牙连续龋坏修复策略

　　临床也常遇到患者后牙区多颗牙齿龋坏的情况，此类病例的树脂修复需要注意什么？如何修复效果较好？

　　如图7.9.1病例，术者把所有患牙一次性进行了去腐、备洞。如此处理，牙与牙的"中线"易丢失，操作难度增加，故不建议。一次性打磨开所有窝洞，新鲜牙本质层暴露在空气中易失水出现术后敏感。若初诊时已是窝洞，则未去腐前可用牙龈封闭剂暂时恢复一颗患牙的窝洞后再修形，然后先修复完另一颗患牙，再返回修复上一颗，将复杂病例简单化，修复流程更快捷。后牙双豆瓣法较难掌控，修复的患牙邻面常变形。

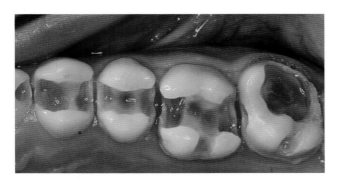

多颗后牙连续龋坏病例患牙一次性去腐、备洞照。

图 7.9.1

下面将通过一个多颗后牙连续龋坏病例讲解此类病例的修复思路。

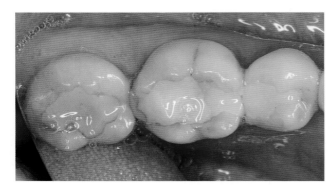

患牙 45、46、47 术前照。

图 7.9.2

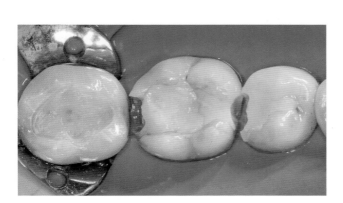

考虑到操作后期患者张口累，计划先对患牙 47 进行树脂充填术。

磨开患牙 45、46、47 间牙缝，以便上障。

图 7.9.3

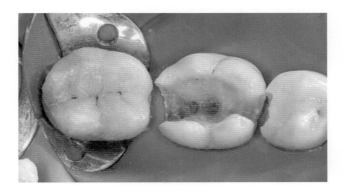

图 7.9.4

患牙 47 验面修复完成，磨除患牙 46 原修复体。患牙 46 龋坏较深，CT 显示接近牙髓，但无牙髓问题，考虑保守治疗。其实笔者曾建议患者对患牙 46 采用全覆盖式嵌体修复，但患者未采纳。

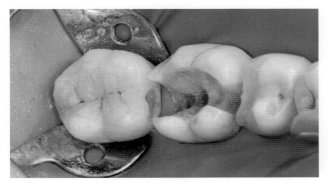

图 7.9.5

发现患牙 47 近中邻面龋坏，先修复患牙 47 近中后再修复患牙 46。

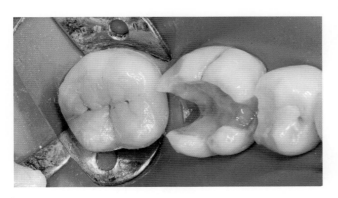

图 7.9.6

因同时打磨患牙 46、47，为避免牙本质失水敏感问题，笔者对患牙 46、47 同时做了 IDS。

患牙 47 近中树脂修复完成后，再次与患者沟通，46MOD 洞型极易颊舌侧劈裂，但患者坚持先行树脂修复。

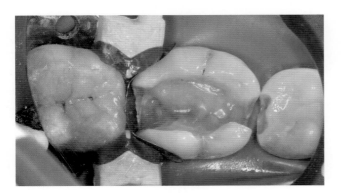

图 7.9.7

笔者先建立患牙 46 远中邻面壁，再建立 46 近中邻面壁。在建立患牙 46 近中邻面壁时，安置成形环后，在患牙 45 远中窝洞塞特氟龙胶带以辅助患牙 46 近中恢复邻面壁。

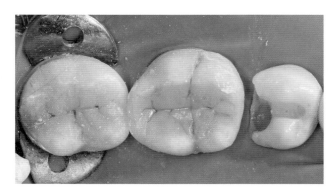

图 7.9.8

修复完成患牙 46。修整患牙 46 近中的轮廓弧度，患牙 45 去腐备洞。考虑到术前患者牙齿食物嵌塞严重，在备洞时便设计患牙 45 远中舌楔状隙稍加大，使患牙 45、46 间接触区稍向颊侧偏移。

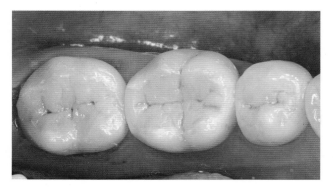

图 7.9.9

修复完成后的患牙 45、46、47。

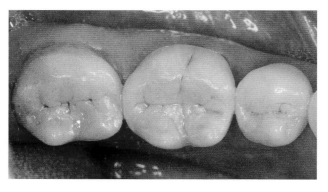

图 7.9.10

复诊照。术后回访反馈牙齿食物嵌塞问题有所改善，目前追踪术后效果良好。

有时，龋坏达 4 个象限。笔者建议先修复完成一侧，再修复另一侧，避免咬合丢失。同侧的后牙修复，先上颌或下颌皆可，但建议完成一个象限修复后应即刻调𬌗。

有时，患牙树脂修复排序还需要考虑是否上障、"先后往前"、患者时间、医生时间等因素。后牙树脂修复术前应做简单的形态评估，再决定修复的策略。

8 V 类洞树脂修复

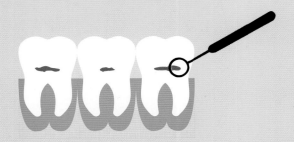

  发生在所有牙齿的颊（唇）、舌（腭）面近龈 1/3 牙面的龋损所制备的窝洞，称为 V 类洞。V 类洞的树脂修复常出现术后敏感问题、修复体脱落问题，本章将就此分享一些关于 V 类洞的树脂修复技巧。

8.1　Ⅴ类洞树脂修复技巧

Ⅴ类洞树脂修复流程主要包括局麻、上障、备洞、酸蚀、冲洗、干燥、粘接、流体树脂衬洞本质层、充填、抛光、拆障。本节将重点分享备洞及上障暴露术区技巧。

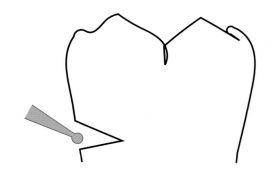

图 8.1.1

在备洞环节，使用 BR-49 或 BR-45 小球钻打磨粗糙窝洞，有清洁作用并可暴露新鲜牙釉质、牙本质。

仅使用棉球较难清洁干净窝洞，术后修复体容易脱落。

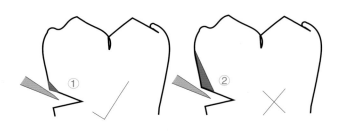

图 8.1.2

TR-11F 制备短斜面（图 8.1.2 红色标识①处）。

注意短斜面不能预备得过宽（图 8.1.2 红色标识②处），追踪病例发现，若短斜面预备过宽，边缘薄弱处崩掉的概率较大；同理堆塑树脂时也应注意树脂不能堆塑过薄。

备洞后酸蚀，接下来是粘接。

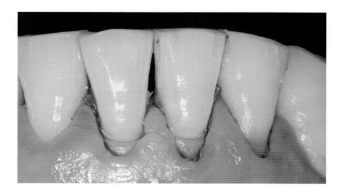

图 8.1.3

笔者认为Ⅴ类洞的树脂修复，首要任务是做好隔湿，这样才能做好粘接。排龈后直接修复Ⅴ类洞，难以保障隔湿，会导致术后敏感，修复体易脱落。

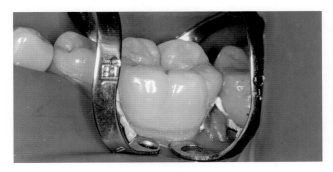

图 8.1.4

上障能较好地进行隔湿。上障后，可使用 B4 夹撑开障布，暴露术区。

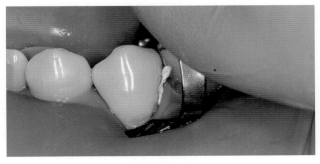

图 8.1.5

有时橡皮障夹很难夹稳，笔者便用左手固定夹子直至修复完成，当然，助手的良好配合必不可少。

如此操作一段时间后，发现上述方法修复速度较慢，且橡皮障夹子易滑落，于是笔者便琢磨出以下技巧。

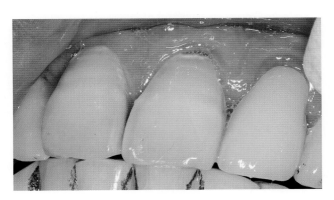

图 8.1.6

患牙 21 术前照。患牙 21 颈部龋坏至龈下 1 mm，将对其进行树脂修复。

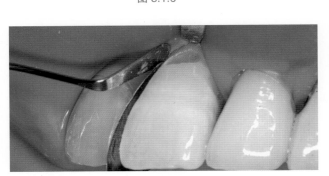

图 8.1.7

上障后，助手使用一把金属充填器扒开左边，术者也使用充填器扒开右边，术区便可暴露出来。两者如此配合，保持不动，直至修复完成，而整个修复过程实际仅需 5～6 分钟。

8.2 楔缺病例讲解

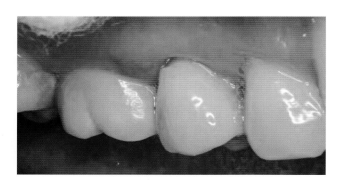

图 8.2.1

患牙 15 术前照。患牙 15 缺损至龈下 1 mm，若使用排龈方法进行修复，很难保证粘接。

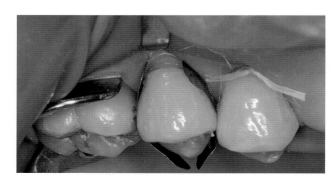

图 8.2.2

医患沟通，患者知情同意后，开始局麻，上障，使用金属充填器扒开牙龈。两侧无法暴露，故使用豆瓣并如图 8.2.2 放置，起隔挡作用；在充填时请助手协助压住豆瓣使其紧贴患牙，以便充填邻面的缺损。

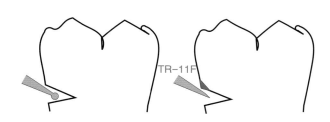

图 8.2.3

使用 BR-49 或 BR-45 球钻打磨粗化窝洞，并用 TR-11F 打磨宽度为 1.0～1.5 mm 的短斜面。酸蚀釉质层 15 秒，冲洗 1 分钟，强吸干燥窝洞（注意本质层微湿），涂布 2～3 次 6 代或 8 代粘接剂，光固化，流体树脂衬洞牙本层，光固化，树脂分层堆塑。

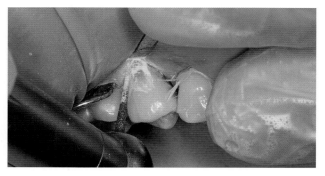

图 8.2.4

充填完成，继续扒开障布，使用 TR-11F 打磨树脂修复体。注意使用尖锐探针竖直来回刮感受边缘有无卡顿感，反复修整直至光滑。

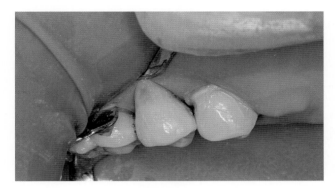

图 8.2.5

楔状缺损配色后，易出现修复体发灰的情况。可用赭色染色树脂在中间层染色即可解决颜色问题。

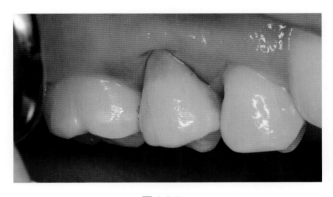

图 8.2.6

患牙 15 术后即刻照。

至此，部分读者也许会得出以下结论：上障花费时间长，而排龈修复完成速度快。其实上障的速度，取决于习惯，初学者上障需要时间比较久，但经过多次练习熟练后，自然会快，这也需要术者坚持练习。

图 8.2.7 至图 8.2.12 是一位患者多颗连续楔状缺损（患牙 13、14、15、16）的病例，笔者真实记录了从局麻、上障到修复完成、即刻抛光、拆掉橡皮障的全过程，总用时 46 分钟。上障后不需反复排龈和担心龈沟液或血液污染术区，治疗效果更好、修复速度更快。

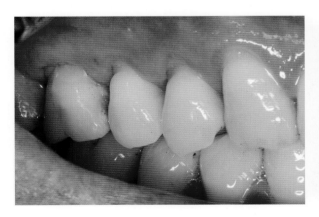

图 8.2.7

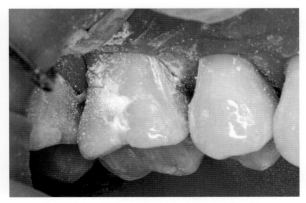

图 8.2.8

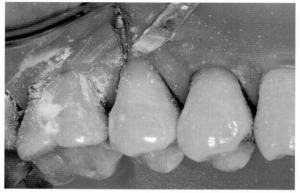

图 8.2.9

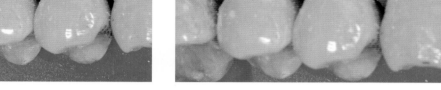

图 8.2.10

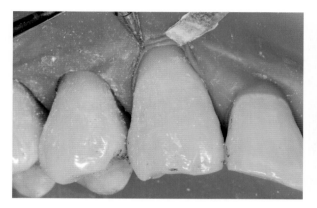

图 8.2.11

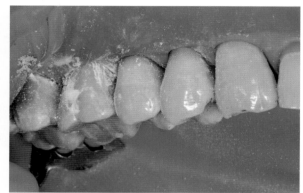

图 8.2.12

附录

牙位记录方法

国际牙科联合会系统记录牙位时，用两位数表示：十位数表示象限即牙的分区，用 1 表示恒牙右上区，2 表示恒牙区左上区，3 表示恒牙左下区，4 表示恒牙右下区。

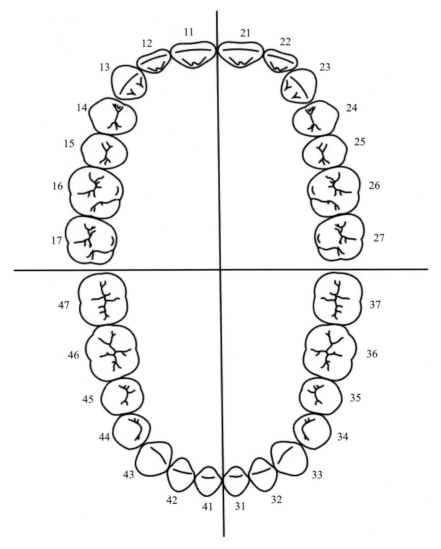

附 1 牙位记录示意图①

————————

① 引用自马惠萍、翟远东主编《口腔解剖与牙雕刻技术》第 2 版第 11 页，人民卫生出版社。

楔状隙

在正常接触区周围均有向四周展开呈 V 形空隙，称为楔状隙或外展隙。

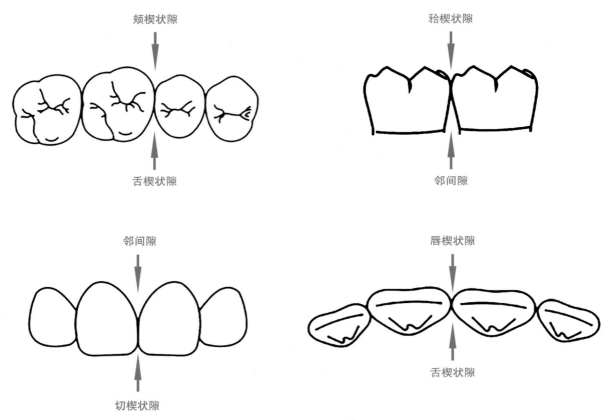

附 2　楔状隙示意图 [1]

---

[1] 引用自马惠萍、翟远东主编《口腔解剖与牙雕刻技术》第 2 版第 51 页，人民卫生出版社。